自己理解・対象理解を深める

プロセスレコード

第3版

刊行にあたって（第3版）

　本書は，2001年に初版を刊行して以来，今年で20年目を迎えました。このような長きにわたり多くの看護系大学・専門学校で教材としてご採用いただきましたことに深く感謝いたします。

　このたび，刊行20年を契機に掲載事例の再検討を行い，第3版として刊行することにいたしました。

　今回，より多くの方々に本書をご活用いただくために，精神科に限らず普遍的な事例を加えました。さらに，患者−学生間の事例以外に，現場の看護スタッフや教員自身の事例も取り上げています。実際の臨床で起こるさまざまな場面を加えたことで，読者の皆様に，より臨場感が伝わることを期待しております。

　看護学教育における各専門領域の実習において，患者−看護者関係（本著では看護に携わる人を総称して看護者と記述しています）における相互作用やコミュニケーションスキルを学ぶ方法として，プロセスレコードが多く取り入れられています。プロセスレコードによる場面の再構成は，記述者と相手の相互作用によるコミュニケーションプロセスを自己洞察する手段として効果的かつ有用です。

　しかし，プロセスレコードの分析，評価など具体的な記述上の注意事項や指導内容について，今一つわかりにくいという声が記述者（学生）のみならず教員・実習指導者から聞かれます。

　本書は，このようなニーズから，これまでと同様に，プロセスレコードを記述する看護者（学生）に焦点を当てると共に，教員や実習指導者が評価する時のポイントを具体的に示した内容で構成しています。

　第1章は，総論として，プロセスレコードについて理論，概念を基に説明し，その使用方法や形式について触れ，プロセスレコードが記録様式として臨床で活用される意義について述べています。

　第2章では，プロセスレコードを記述する上での具体的な方法と，要点および注意事項を説明しました。実際の看護場面などで学生や看護者が記録する時に混乱しないように，記述箇所それぞれのチェックポイントを箇条書きに示しました。

　第3章は，実践編として，看護学生がプロセスレコードに取り上げやすい多彩な場面を10事例，さらに今回は，学生以外の記述者（看護スタッフや教員）の事例を3例取り上げ，それぞれの場面の検討課題を示しました。

これから実習に臨む看護学生や臨床の看護者の皆様が，本書により自己の看護を振り返る機会となり，自己・他者に対する理解を深めた看護が展開されることを期待しています。併せて，看護教育に携わる教員・実習指導者の方々に本書を活用していただけることを心より願っております。

　最後に本書第3版の刊行にあたり，ご尽力いただいた日総研出版の西本茂樹氏に感謝いたします。

2020年8月

長谷川雅美

もくじ

第1章

プロセスレコード入門

プロセスレコード入門

1. プロセスレコードとは何か

　プロセスレコードは，患者と看護者の相互作用過程を明らかにし，実践に役立たせるために活用されている記録です。はじめに患者と看護師の相互作用に焦点を当てたのが，I.J.オーランド[1]で，患者・看護師間の看護過程記録（プロセスレコード）による訓練の有効性について理論を展開しました。

　この相互作用過程を明らかにするために，看護場面を再構成する方法がありますが，その目的や枠組みを提唱したのがE.ウィーデンバックでした。一方で，再構成された相互作用過程を成り立たせている要素がどんな働きをしているのかを明らかにしたのがE.ペプロウです。

　つまり両者は，看護場面において，その枠組みとなるハード面と，要素の働きであるソフト面とを看護理論として提唱したのです。

　どちらの理論にも，共通の土台となる考え方は，"看護実践は患者と看護者との相互作用である"という点にあります。相互作用という概念がどのようなものなのかを理解していくことが，プロセスレコードを理解していくために大きな意味があると考えられます。これから，看護場面における患者と看護者との相互作用を念頭におきながら，E.ウィーデンバック，E.ペプロウの著作を引用しながら説明していくことにします。

2. プロセスレコードと看護場面の再構成

　「どうして気持ちが伝わらなかったのだろう？　話してみたけれど，どうも気がかりが残る…」

　このような気づきは，日常生活の中でたびたび繰り返されているように，看護場面においても日常的な経験です。その気がかりが生じた時，私たちは自分自身の経験の振り返り

（反省：Reflection）という作業をします。この場合の振り返りとは，自分自身の言動と感情を振り返り，熟考することをいいます。再構成とは，この「振り返り」を目的として，経験されたことを言語化することです。

1）再構成の目的

　被害的な妄想をもつ患者が「来週には，病院に供給される食糧がなくなってしまうよ。日本中の食料がなくなって，もう食べることができなくなってしまうんだ。大変なことになるよ」と，心配そうに話しました。実習中の担当していた学生は，"どう考えたって，そんなことになるわけがない。この患者の心配を解消しなければ"と思い，「誰がそんなことを言ったのですか？　私は，聞いていません。そんなことにはなりませんよ」と，伝えました。すると患者は，「君は知っているくせに，隠しているんだろう？」と，疑いの言葉を返しました。学生は，疑われてしまったことに気をとられ，「いえ，本当なんです」と，伝えることが精一杯でした。

　この場面が，もし自分自身であったら，どんなかかわりができたかを考えてみましょう。学生の対応は，現実に即して考えれば，正しいといえるでしょう。しかしながら，患者自身が伝えている言葉の意味を，学生が十分に考える余裕がなかったことにも気づかされます。どう考えてもありえないことを本当のことと信じて話している患者に，論理的な対応をしてみても，両者は折り合いがつきません。その時必要なのは，どうして，そんなありえないことを伝えているのだろうか？　という疑問です。言動を振り返って考えてみると，患者にとっては，"この先，何か自分にとって大変なことが起きそうな気持ち・心配を伝えたいのではないか"ということに気づきます。この感情に気づけたなら，「心配なさっているんですね。大変なことになってしまいそうな気持ちがあるのですか？」という感情の反映ができたのではないかと思います。

　つまり，その場，その瞬間では，出来事の動きに気をとられ，患者の言葉や行動の意味を考えられずに対応してしまうのです。E.ウィーデンバックは，「時間的にも勢力的にも客観的にも見直す余地の無いような，その時その状況にあっては，一旦，その状況から離れて，その出来事について反省してみるためにも，再構成が必要なのである」[2]，と述べています。

　看護場面の客観的な見直しには，時間が必要です。しかしながら，看護場面は時間的な猶予を許してくれません。さらに，自分自身の意図さえも流動的に変化せざるを得ないことがしばしばです。また，意識的な働きかけをしたいと思っていても，その瞬間においては自己の意識的なコントロールを超えて，無意識に反応してしまうことも多く経験しています。

　それゆえに，場面を振り返ることは，客観的に自分自身の言動を想起することによって，動機や動作について，洞察することができるのです。ただし，注意が必要なのは，「再現

された場面は，オリジナルな場面そのものを表すものではない」[3]ということです。再現された場面は，その場に居合わせた看護者自身の主観によってとらえられたものであることに留意しなければなりません。再現されたものが，事象そのものなのではなく，観察者自身の視点に基づいたゆがみに影響を受けた上で再構成されたものなのです。つまり，再構成して得られる気づきは，改めて言動に意図されている本来のメッセージを確かめる必要があることをも示唆しているのです。

2）再構成の枠組み

看護場面というかけがえのない体験を構成している要素は何でしょうか。E.ウィーデンバックは，「構成要素を次のような3つに分解することで，看護者が自分の思考過程における諸要素を分解するために役立ち，また事例の分析がしやすくなる」[4]と述べています（**表1**）。

表1　E.ウィーデンバックの再構成の枠組み

私が知覚したこと	私が考えたり感じたりしたこと	私が言ったり行ったりしたこと

E.ウィーデンバック著，外口玉子，池田明子訳：臨床看護の本質－患者援助の技術，P.110，現代社，1973.より引用

確かに私たちは，あるものを理解するために，そのあるものはどんな材料（要素）によってできあがっているのかを調べ，一つひとつ材料（要素）の特徴を見つけ出した上で，もう一度材料（要素）を組み合わせることによって，あるものを理解していこうとします。その際には，材料である要素自体を詳細に分析することが重要です。科学的な分析は，事物や経験を分析することによって，全体をとらえようとします。しかし，ここには注意しなければならない落とし穴があります。

例えば，ジグソーパズルを組み立てようとした時，私たちはまずでき上がりの全体像を理解することから始めます。その上で次に，パズルの一片の色や形の特徴を調べて，全体の中の位置を見つけようとします。もし，初めに全体像を知らないまま，バラバラのパズル片を与えられたなら，これを組み立てて全体を現すことは，大変難しいでしょう。つまり，「事物や経験を理解する際には，まず先に分解して，要素を詳細に分析したとしても，それをつなぎ合わせれば全体を理解することにはつながらない」[5]ということです。ですから，再構成の枠組みにしたがって，諸要素に分解することで，1つの看護場面を理解し

ようとするのではなく，これら3つの構成要素が互いに相互浸透しながら流れた体験全体の中に，もう一度自分自身の身を投じて，体験自体を吟味することが必要なのではないかと思います。

　E.ペプロウは，看護場面の構成要素を拾い上げるために必要な観察について，次のように述べています。「どんな場面でも観察者は印象から入り，分析に進み，最初の全体的な印象に綿密な仕上げを施し，そして関連する細部の差異を明らかにする」[6) つまり，看護場面の体験全体に流れている印象・感情を把握することが，要素の分析には欠かせないのです。

3）再構成されるコミュニケーション

　複雑な気持ちを相手に伝えようと思って言葉にしてみたけれど，言葉にならなかったり，伝えきれない，と感じることはよくあります。また，言葉では「YES」と聞いたから実行したのに，その場になったら本音は「NO」だったということもあります。なぜ，このようなことが起こるのでしょうか。言葉とは一体何なのか，を見つめ直すことから始める必要があります。

　人は他者との関係の中で，言葉をいろいろな形で用います。言葉を使う個人は，心の中で感じたり考えたりしていることを言葉という記号（道具）に変換して表現しています。つまり言葉は，その人個人の心的な内容そのものではないのです。ところが，日常的なコミュニケーションにおいて，道具である言葉を心的な内容そのものだと誤って解釈し，お互いの意図がすれ違ってしまうことが多いのです。コミュニケーションにおいては，道具として使われた言葉が意味している個人の心的な内容を解釈することに注意を注がなければなりません。また，いくら注意を注いだとしても意味の取り違えが起こってしまうことを前提として場面を再構成することで，言葉のもつ意味の洞察を深め，両者の意図のすれ違いに気づくことができるのです。

　E.ウィーデンバックは，「熟慮して行う動作にとって欠くことのできないものは，看護者の思考と感情である」[7) と述べています。個人の行動を決定する際に，どんな思考や感情が生じたのかに気づくためには，出来事の後に場面を振り返ることで，ようやく言語化されるのです。その出来事の中においては，瞬間瞬間の繰り返しの中で，思考・感情が生じつつ消えていく限り，切り取って分析することはできません。ですから，再び場面を構成することで，自己に生じた思考や感情を言語化することが求められるのです。つまり，言葉が意味しているものは，この思考や感情の反映であり，道具として使われた言葉に意図された思考と感情に焦点を当てることが，コミュニケーションを再構成する目的なのです。

3. プロセスレコードの活用目的・方法

1）患者の言動を読みとる

　看護者が知覚した患者の言動には，非言語的（non-verbal）に表現されるものと，言語的（verbal）に表現されるものがあります。この両者の知覚は，五感（視覚・触覚・聴覚・嗅覚・味覚）を通して体験されるものです。神田橋條治氏は，「精神療法における治療者の失敗を観察してみると『読みとる』技術の稚拙さゆえの失敗がほとんどである」[8]と述べています。この「読みとり」の技術とは，どんなものなのでしょうか。それは，しばしば誤解されているような認識の能力などではなく，「感じる」能力である，といいます。つまり，「場の雰囲気を感じること，場の流れを感じること，場の中での自分の心身の流れを感じること」[9]が求められているのです。

　この場を感じとる際に，五感すべての領域を使って，イメージの世界を広げていくのですが，多くの場合私たちは，聴覚と視覚を優位に働かせて知覚しようとします。特にプロセスレコードにおいては，聴覚によって得られた言葉を記述することで，場を読みとったつもりになる危険性をもっています。「読みとる」ということは，言語・非言語に表現されるメッセージを読みとることです。耳のみならず，「『眼耳鼻舌身』によってとらえられる「色声香味触」の五感すべての領域を活性化させて，読みとること」[10]が必要なのです。患者の表情を見て，握手して，空気のにおいを感じとる。時には，声のトーンに甘さを感じることもあるでしょう。これらの五感で感じとった表現が，プロセスレコードとして再構成されることにより，一層，患者の言動を読みとる深さにつながるのではないかと思います。

2）看護者の反応の妥当性を確かめる

　看護者の反応とは，知覚された患者の言動から看護者に生じる思考と感情を指します。この看護者の知覚・思考・感情は，ほとんど同時に起こるものです。そのため，自分自身の思考や感情が，患者の内的な状態に対して妥当であるかどうかを確かめることなく，相互のやり取りが進行してしまいやすいのです。

　I.J.オーランドは，「看護者は，どうしてそのような気持ちを持つようになったかを患者に説明すれば，患者は看護者の感情の誤りを修正したり，あるいは，彼女の気持ちを理解し確認することができる。つまり，自分に生じた感情を説明し，ともに話し合って原因追求にあたることが，確実なコミュニケーションに結びつく」[11]と述べています。しかしながら，看護者自身に生じた思考・感情をその場で意識にのぼらせ，なおかつ言葉にすることは容易ではありません。それゆえに，プロセスレコードにおいて，自分自身に生じた思考・感情を言語化することによって，意識化されるのです。また，意識にのぼった思考・感情が，自分自身の行為にどのように影響したのかを検討することに役立つのです。

3）看護者の言動が他者に与えた影響を振り返る

　良かれと思って伝えた言葉であっても，患者には別の解釈が生じてしまい，逆に怒りを生んでしまった。このように，看護者の言動の意味が通じる経験もあれば，通じなかった経験も多くあります。

　例えば，「食欲がなく，臥床して考え込んでいる患者を見て，何か心配事でもあるのかな？　と思った看護者が『お昼ご飯を召し上がりましたか？』」と尋ねました。この場合を考えてみます（表2）。

　表2の例から考えられることは，同じ言動であっても，受け取る相手の状況によって，意味の伝わり方に相違が出てくるということです。加えて，看護者の言動を振り返る際には，その言動のもとになった看護者自身の思考・感情を言語化することが欠かせません。その上で，患者の言動と，看護者の言動との不一致を検討することが求められます。

　E.ウィーデンバックのいう，「『確認し，解明する動作』すなわち，個人の行動（言動）が，その人にとってどんな意味をもっているのかを理解しようとする試みは，看護婦が熟慮した動作を行う出発点となる」[12]という言葉は，まさに個人の言動の意味，言動に伴う思考や感情を振り返り言語化することの大切さを示しているといえるでしょう。

表2　看護者の言動と患者の反応のパターン

私が知覚した 患者の言動	私が考えたり 感じたりしたこと	私の言動	患者の反応
数日，食欲がなく，午前中のリハビリテーションは休んだ。臥床して考え込んでいる。	何か心配事があるのかな。昼食は食べられたかな。（☆）	お昼ご飯を召し上がりましたか。（★）	①少しいただいたわ。いつ退院できるのか心配で食べたくないの。（☆） ②はい，食べました。（★） ③どうしてそんなこと聞くの。疑うなんて失礼な人ね。（▲）

患者の反応には，大きく分けて3つのパターンが考えられます。

- ①看護師が感じていること（☆）が，患者のニーズと一致している。
- ②看護師が感じていることは伝わらず，事実（★）のみが確認された。
- ③看護師が感じていることとはまったく違った意図（▲）が受け取られた。

① 看護師の言動のもとになった思考・感情が，患者のニーズと一致したパターンを示します。この場合は，患者のニーズをさらに掘り下げていくことが可能になります。

② 看護師の言動のもとになった思考・感情は伝わらず，事実のみが確認されたパターンです。看護師が，どうしてそのように話したのか，そのもとになる思考・感情を言語化して，相手に伝えることが必要になってきます。そうすることによって，初めて患者のニーズが明らかになるパターンです。

③ 看護師の思考・感情が伝わらないばかりか，まったく違った思考・感情が受け取られてしまったパターンです。患者自身が以前から抱いていた看護師に対する否定的な感情が，看護師の言葉の意図を捻転させ，患者自身が責められていると感じとってしまった結果の反応です。

4. プロセスレコードと看護記録の関係

1）時間的な流れの関係

　看護実践は，患者と看護者との相互作用によって成立します。この相互に影響し合った関係（作用）は，時間的に持続しています。つまり，看護記録は，患者と看護者との相互作用を時間的な持続の中で表現したものということになります。

　例えば，食事指導を受けて退院した（過去）患者が，低血糖症状で救急入院（現在）してきました。早速，血糖値の補正が行われ，意識を回復しました。看護者は，過去の指導が十分に守られていなかったことをもとに，今後（未来）の生活指導をどのようにしていくかを思い描き，現在の看護計画を模索します。

　この一連の時間的な流れの中における患者と看護者との具体的な関係が，看護記録に表されるわけです。これを図に表すと，**図1**のように考えられます。

　患者と看護者との相互作用は，共有の時間軸の上で，二重のらせん構造によって交錯しつつ，変化しながら持続していきます。「時間的に，過去と未来は相互に浸透し，同一な瞬間は二度とありません」[13]。また，一方通行に進行するだけの時間ではなく，過去にもさかのぼることが可能な時間を共有しています。このように，患者の時間的な持続全体をとらえて表されるのが看護記録です。

　では，プロセスレコードは，この時間的な持続の中において，どのような位置を占めるのでしょうか。再構成される場面は，患者と看護者との相互作用における部分を取り出したものです（**図1**の■部分）。取り出された看護場面は，場面の流れとして，時間的に持続していながらも，原型である持続した相互作用を切り取ったものなのです。

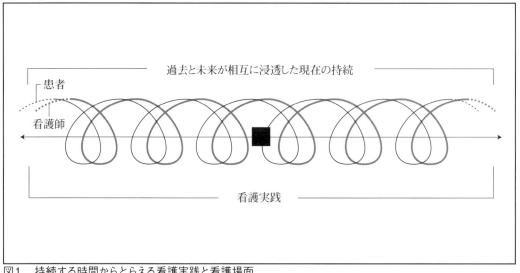

図1　持続する時間からとらえる看護実践と看護場面

　つまり，看護記録によってとらえられる患者と看護者の相互作用全体からみると，ある部分を示すものがプロセスレコードであるといえるでしょう。ですから，プロセスレコードによる看護場面の再構成は，再び，看護実践の持続した流れの中に還元されなければなりません。この際，持続し続けている相互作用の中に切り取った元の時間（場面）を見出すことはできません。また，貼り付けても意味がないのです。つまり，意識のあるものには，同一な瞬間は2つとないのですから，変化し続けている相互作用の実践の中へ「気づき」が還元されることになります。これによって看護実践の質を高めることができるのです。

5. プロセスレコードの諸様式

　現在使用されているプロセスレコードの原型は，E.ウィーデンバックによる再構成に基づいています。その後，E.ペプロウによって新しい記録様式が開発されました。わが国においては，外口玉子・外間邦江両氏による『精神科看護の展開』[14]（**表3**）および阪本恵子氏による『看護実践に活かすプロセスレコード』[15]（**表4**）のなかで，いくつかの記録様式が提唱されています。現在における基本的な様式を**表5**に示しました。これらの記録様式は，それぞれの使用目的や使用する対象によって，工夫されており，少しずつ異なっています。

表3　外口玉子, 外間邦江によるプロセスレコード記録様式

病棟名		学校名	
患者氏名　　　　　　性別・年齢		学習者氏名	
実習　　　　　　日目			

プロセスレコードをとった理由

①患者の言動	②看護学生の言動	③考察	④評価

【特徴】
　なぜ，この看護場面を再構成しようとしているのか，学習者の動機を明確にしようと試みられていることが特徴です。学習者は，この動機に基づいて，自己のコミュニケーション技術を考察することが可能となります。したがって，この様式は学生の臨床実習において活用され，学習者の動機からより質の高いコミュニケーション技術を学ぶために活用できます。

外口玉子編：精神科看護の展開, P.126, 医学書院, 1967.より引用

表4　阪本恵子によるプロセスレコードと考察

看護場面					
患者の言動	看護師（　　）が思ったこと	看護師（　　）の言動	看護師（　　）の考察		
			A：受容（傾聴）の側面	B：いま少し検討を要する側面	C：今後よりよいかかわりができるための代案

【特徴】
　再構成の考察を工夫し，看護場面において受容（傾聴）しようとしている側面の気づきに着目しています。患者と看護師の相互作用における感情的な交流を考察しやすい点が特徴です。また，看護師自身の思いや振る舞いについて，気がかりとなるものを明確にし，解決策まで考察することができます。この様式は，考察において看護師自身や患者の思考・感情・振る舞いをじっくりと見つめるための様式であり，学生・看護師を問わず活用できます。

阪本恵子編：看護実践に活かすプロセスレコード，P.5，廣川書店，1986.より引用，一部改編

表5　基本的な様式

患者の言動	私が考えたり，感じたりしたこと	私が言ったり，行ったりしたこと	分析と考察	指導者の助言・評価

【特徴】
　E.ウィーデンバックの提唱した看護場面の構成要素に基づいて，プロセスレコードの枠組みを設けています。また，再構成された場面全体における思考や感情を明らかにすることによって，得られる気づきを分析・考察で示しています。
　この基本的な様式は，看護師が臨床において看護場面を簡単に振り返る時，まず場面を書き出してみるために活用できます。また，指導者の助言・評価を設けることで，看護実践についてのスーパーバイズを受けるための材料として活用できます。

　筆者は，精神看護学実習におけるプロセスレコードを記述することの目的を，患者とのかかわりの中で，学生が「自分の言動を振り返り，その時その場で感じ取ったことを意識化してありのままに記述し，自己理解をする」ことに置いています。

　長年にわたり，実習中の学生を対象として，プロセスレコード様式を記録しやすく理解しやすいように工夫し，試行錯誤を重ねた結果，本書に示すプロセスレコード用紙①の様式にたどり着きしました。また学生自身が自己評価する視点を別紙プロセスレコード用紙②として作成しました。さらに実習中グループ演習をする場合は，プロセスレコード用紙③を用います。

　これが「長谷川雅美によるプロセスレコード様式」です（第2章P.19〜23 **資料1〜4**参照）。

　本書では，次章以下，この様式を用いて記述や評価の説明および事例を示します。

引用文献

1）Orlando,I.J. 著，稲田八重子訳：看護の探求，P.84，メヂカルフレンド社，1994.
2）Wiedenbach,E. 著，外口玉子，池田明子訳：臨床看護の本質―患者援助の技術，P.109，現代社，1973.
3）前掲2），P.108.
4）前掲2），P.110.
5）H. Bergson 著，河野与一訳：思想と動くもの，P.267，岩波文庫，1998.
6）Peplau,H.E. 著，稲田八重子他訳：人間関係の看護論，P.278，医学書院，1976.
7）前掲2），P.134.
8）神田橋條治：精神療法面接のコツ，P.2，岩崎学術出版社，1997.
9）前掲8），P.13.
10）前掲8），P.14.
11）前掲1），P.84.
12）前掲2），P.134.
13）前掲5），P.256.
14）外口玉子編：精神科看護の展開，P.126，医学書院，1967.
15）阪本恵子編：看護実践に活かすプロセスレコード，P.5，廣川書店，1986.

第2章
プロセスレコード 記述・評価の方法

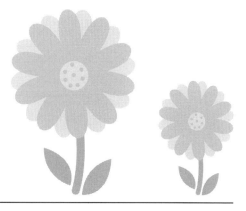

プロセスレコード 記述・評価の方法

1. プロセスレコードの記述方法

1） どんな場面を取り上げるのか

　プロセスレコードは，患者−看護者（学生）関係に生じた言語的・非言語的な相互作用を丁寧に振り返り，場面を拡大して順を追って記述するものです。

　学生はプロセスレコードを書くことで，これまで不確かだったその場面における患者の言動の意味を理解したり，自分の対応の傾向や観察の不備，解釈の誤りなどに気づくことができます。なお，この章では，記述者を「学生」，看護対象者を「患者」として表現し，以下説明をしていきます。もちろん学生を看護者に置き換えて，臨床の看護場面で看護者がこの様式を活用することに，何ら不都合はありません。

　学生からプロセスレコードを書くために「どんな場面をとればよいのか」とたずねられることがしばしばあります。「自分が振り返ってみたい場面」であれば，それがプロセスレコードに記述する場面となりうるので，特にどの場面か限定されるものではありません。プロセスレコードを再構成することは日常の生活場面でも十分活用できる技法ですので，時間をおいて対人関係の場面を振り返りたい時（親子や恋人間での喧嘩，職場の上司とのトラブル，先生から思いがけない高い（低い）評価を受けた時など）に記述のトレーニングをするとよいでしょう。そして，プロセスレコードを再構成したことを，職場や病棟内でディスカッションし，対人関係の学びにつなげると効果的です。

　臨床場面や実習においては，看護者が「どうしてあのような展開になってしまったのだろう？」と感じた場面を記録することが多いのですが，その動機として，第3章であげている記述事例がそれに当たります。

①どうしてこのような結果になってしまったのだろう
②あの時の患者の言動が気にかかる
③私は十分に患者の思いを受け止めていただろうか？
④うまくコミュニケーションが展開したのはなぜ？
⑤突然の思いがけない発言に戸惑ってしまった

⑥私のかかわり方はこれでよかったのだろうか？

⑦なぜ患者の思いに気づけなかったのだろう

⑧患者と初めて共感的かかわりができたのはなぜ？

⑨かかわりのきっかけがつかめなかった自分を反省したい

⑩患者の不信感にどう対応したらよかったのか？

⑪患者の病的体験（幻聴，妄想など）にどうかかわったらよかったのか？

　このほか，プロセスレコードによる場面の再構成は，患者の行動に対してほかの看護者と見解が異なる場面においても，看護を実践する上で客観的な看護上の判断につながります。

2）プロセスレコード用紙記載上の注意

　第1章でも説明しましたようにプロセスレコードの記録と解釈の方法として，これまでいろいろな様式が示されてきました。

　本書では，看護学実習におけるプロセスレコードを記述することの目的を，患者とのかかわりの中で，学生が「自分の言動を振り返り，その時その場で感じ取ったことを意識化してありのままに記述し，自己理解をする」ことに置いています。患者の言動から学生が持っている知識や技術の範囲で，その時その場で判断した学生の看護援助を振り返り，自分を知ることで，次の患者−看護者関係に活用できることがそのねらいです。

　本書では，プロセスレコード用紙を①，②の2様式に分け，学生の実習で使用するため，**資料1〜3**でその記載例を示しています。さらに実習中，グループ演習をする場合は，プロセスレコード用紙③を用いることにしますが，それについては**資料4**に示しました。

　実際に必ず用いてほしいのは，プロセスレコード用紙①の様式です。第3章では，精神看護学実習での患者・学生間の再構成場面のみならず，他科で起きたいろいろな事例や，記述者の立場を変えて記述した事例も取り上げました。

　前述したように，プロセスレコードは学生の実習中にのみ活用するものではありません。さまざまな看護場面や教育場面，日常の相互作用を振り返りたい時など，いつでも使っていただきたい記録様式です。

3）プロセスレコードの書き方

　学生（記述者）が記録する上でのルールは，次のとおりです。

①この場面をとりたいと思った動機を書く。

②その時を思い起こし，ありのままの言葉で書く。

③その時を思い起こし，その時の感情をありのままに自分の言葉で書く。

④時間を追って順番に書く（番号をつけて，時間に沿って書く場所をずらして表現する）。

⑤書き始めはどの欄からでもよく，発生した順序に従って思い起こし，記録する。

⑥記述してみて感じたこと，気づいたこと，わかったことを記録する。

次に，本書で使用しているプロセスレコード用紙の，各欄に記述する時の留意点を示します。

（1）プロセスレコード用紙①（資料1）

（A）患者のプロフィール・この場面をとった動機

・簡単な患者（対象）のプロフィールを添えましょう。

・この場面の背景について要点を簡潔に記述し，どうして再構成したいと思ったのか，記録者の意図・動機を書きます。

（B）患者の言動

・患者の発言，動作，表情，反応，周囲の状況，体の位置など，学生が観察し，感じとったことを，発言内容を変えずに，無言の時は「…」で表現し（方言などもそのままでよいです），記録します。

・観察点は自分の言葉で具体的に表現します。

・その場面に生じている雰囲気，途中で発生した場面の状況なども記録しておきます。

（C）私が感じたり考えたりしたこと

・患者の言動や状況を受けて，私（記述者）がその時感じとった感情を思い起こし，ありのままに自分の言葉で記録します。

・自分の感情・考えが患者の言動より先か後かをはっきりさせ，その時間に沿って，患者の言動・観察点の記録と並列したりずらしたりして記録します。

（D）私の言動

・「患者の言動」と「私が感じたり考えたりしたこと」を受けて，私がその時発した言葉，

資料1　プロセスレコード用紙①

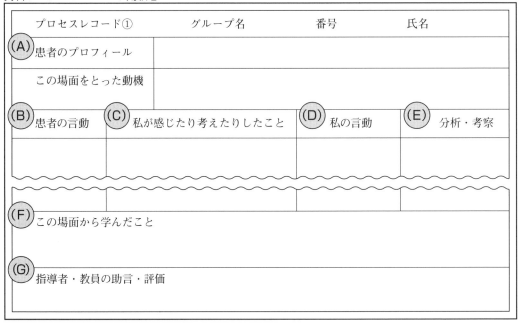

起こした行動を経時的に記録します。

・「私が感じたり考えたりしたこと」と同様，ありのままの表現で，時間的な配置を振り返って適切な場所に記録します。

（E）分析・考察

・学生の看護行為，発言，判断，観察したことに対し，プロセスレコードを記録してみて，**自己の分析・考察を書きます**。記述者が振り返るための最も重要な欄です。

・患者の言動に対するアセスメントはしません。

・学生の判断や患者への対応・発言を患者の示している言動と比較し，その場面や状況における患者と学生の相互作用から，分析・考察したことを記入します。

・場面全体を分析・考察するのではなく，要所，要所に「患者の言動」「私の言動」「私が感じたり考えたりしたこと」で記した番号を用いて，相互作用の解釈をするとよいでしょう。

（F）この場面から学んだこと

　場面全体から学んだ患者の言動の意味に対する理解，自分のかかわり方の問題点の発見，さまざまな観察上の留意点，記録してみて学習したことなどをいくつか箇条書きにします。

（G）指導者・教員の助言・評価

　指導者や教員がコメントを書きます。

（2）プロセスレコード用紙②（資料2）

　プロセスレコード用紙②は，記録者自身の自己評価用紙です。プロセスレコード用紙①を記入した後に，プロセスレコード用紙②の自己評価の視点7項目に記入します。各項目には要点をしぼって簡潔に記入します。

　演習時に指導教員やほかの学生から指摘を受けたり，改善案を示されたりした場合は，自己評価を変更してもよいでしょう。

　資料3に実際の記入例を示しました。

資料2　プロセスレコード用紙②

グループ名　　　　　　番号　　　　　　氏名 自己評価の視点 　1．全体としてどのような対人関係のプロセスであったか 　2．相手に接近する意図は明確であったか 　3．相手の感情や反応はとらえられたか 　4．その時の自分の感情や反応を意識できたか 　5．適切な言動で相手に向き合えたか 　6．プロセスレコードに表現されていないことで重要と思うことはあるか 　7．対人関係プロセスにおける自分の傾向で明らかになったことは何か

1．全体としてどのような対人関係のプロセスであったか
　　Aさんが気にしていることが明らかになったプロセスであった。

2．相手に接近する意図は明確であったか
　　明確であった。いつも考え込んでいるAさんの悩みを知りたいと思ってかかわった。

3．相手の感情や反応はとらえられたか
　　大部分は感じとれたと思うが，反応は見落としていると思う。

4．その時の自分の感情や反応を意識できたか
　　意識できたし，記録に忠実に再現したと思う。

5．適切な言動で相手に向き合えたか
　　自分の「知りたい」という思いが先行して，不適切であった。

6．プロセスレコードに表現されていないことで重要と思うことはあるか
　　私が話している時，Aさんはうなずいたり，笑ったりした。Aさんの会話時の所作，反応が書かれていない。Aさんのその時の気持ちを表現していると思われ，観察不足であった。

7．対人関係プロセスにおける自分の傾向で明らかになったことは何か
　　患者の反応が少ないと待ちきれず，質問責めにしてしまう傾向がある。
　　患者の発言の意味を十分理解せず，生返事をして十分解釈しようとしない傾向がある。

2. プロセスレコードの評価方法

1）グループでの評価

　看護学実習におけるプロセスレコードの評価は，学生同士のグループ演習として，学生を主体として実施すると一層効果的です。

　実習中は時間的制約もあり，数人の学生が代表して1人ずつ自分のプロセスレコードを口頭で発表し，グループの学生からさまざまな意見や感想をもらいます。その際は，プロセスレコード用紙③（**資料4**）を用います。

　このプロセスレコード用紙③は，グループ演習時に発表者が使用し，新たな気づきやヒントなどをまとめる記録用紙です。それぞれの項目に沿って，発表者が演習時あるいは演習後に記入します。

　指導教員はスーパーバイザーの役割をとり，適切な助言，軌道修正，評価をします。この時，指導教員の留意点として，次のようなことを配慮する必要があります。

①司会など進行を学生に任せる。

②なるべく多くの意見が出やすいように配慮する。

③あくまでも事実を基に検討する。

④どのような状況が起こり，何が明らかとなったかを，学生同士が理解するようサポートする。話題の本筋がそれる場合は軌道修正する。

⑤患者−看護者関係における学生の気づき，働きかけが患者に与える効果（影響）を，学生がそれぞれの事例で発表し，グループ全員が学習成果を共有できるよう助言する。

⑥指導教員は最後に助言し，どこがこの場面のポイントかを明らかにし，その分析・考察を明確にして，具体的なかかわりの方法を提示する。

資料4　プロセスレコード用紙③

グループ名　　　　　　学籍番号　　　　氏名

１．検討会から学んだこと

２．他学生の意見から感じたこと

３．事例検討会から得た気づき

４．指導教員の助言から得た気づき

５．総括

２）指導教員による評価

　指導教員がプロセスレコードを評価する時に認識しておくこととして，この記述はあくまでも学生がとらえた感覚で，その時を振り返って患者の状況を表現しているということです。そして，学生の情報に漏れが生じている可能性もあります。この点を指導教員が引き出し，学生に確認したり質問を投げかけたりすることも大切です。そのためには，指導教員には患者の状態や病棟の事情などを把握し，精神科看護に精通した知識・技術を備えておくことが求められるでしょう。

3. プロセスレコードの評価と活用における注意点

　プロセスレコードは，すでに体験し終えた場面を，看護者や看護者の記憶に基づいて再現する記録方法です。これはほかの記録様式にも当てはまることですが，看護者や評価者の一方的で一側面から判断した考察は，患者との相互作用を総合的に評価する上で限界があることを認識しておくことが大切です。

　また，プロセスレコードをとるためにあらかじめビデオなどの設置をすることは不自然な会話になりやすく，実際の臨床上では瞬時の出来事に対し不可能で，倫理的側面からも問題があります。

　また，学生の実習中では，プロセスレコードをとる場面探しを意識し，やや意図的な会話を患者とすることが多くみられます。その際，学生は患者に対し，質問に終始しがちであることも考慮する必要があります。

4. プロセスレコードの教育的効果

　プロセスレコードは，看護学実習の目的に沿った患者−看護者関係を中心とした対人関係や患者対応の技術を習得する上で次の点で有効です。

1）学生にとって
・患者・学生の立場が実感できる
・患者の状況，考えを具体的に理解する
・自分のかかわり方の傾向や問題を明らかにできる
・看護過程の展開に活用できる
・かかわり方の技術を積み重ねて修得ができる

2）指導教員にとって
・実習中に詳しく説明できない対人関係の技術を具体的に指導できる
・学生が自ら気づいて自己を振り返り，患者理解と自己理解ができる
・グループワークとしても，学生間にテーマを共有することで，学習意欲が高まる
・学んでほしい対応，かかわり方を意図的に提示でき，具体的に考えさせることができる
　以上から，教育効果として，次の8点があげられます。
①患者理解が深まる
②共感度が高まる

③患者対応に深みと幅ができる

④起こっている事象の根拠を考えるようになる

⑤グループワークとしての力動が高まる

⑥自分の感じ取ったことを素直に表出し，反映できる

⑦積極的にかかわりを持つきっかけになる

⑧事実から学ぶことができる

　看護者も学生もプロセスレコードを活用することで，チームやグループでの意見交換から看護を考え，自己と他者に対する理解を深めた看護を展開する機会につなげてほしいと思います。

参考文献

1 ）Wiedenbach,E.著，外口玉子，池田明子訳：臨床看護の本質，現代社，1969.

2 ）Wiedenbach,E.著，都留伸子他訳：臨床実習指導の本質，現代社，1972.

3 ）Peplau,H.E.著，稲田八重子他訳：人間関係の看護論，医学書院，1973.

4 ）Jeannette,G.Nehren，Marjorie,V.Batey著，池田明子訳：看護過程の記録，総合看護，8 （4），P.18 ～38，1973.

5 ）宮本真巳：感性を磨く技法，看護場面の再構成，日本看護協会出版会，1995.

6 ）Orlando,I.J.著，池田明子，野田道子訳：看護過程の教育訓練，現代社，1997.

7 ）特集 心のケアを記録に残す～誰も教えてくれなかったプロセスレコード～，メンタルケアナーシング，Vol.3，No.4，P.8 ～46，1997.

8 ）精神科看護の専門性をめざして専門編，専門基礎編上下，日本精神科看護技術協会，1997.

9 ）プロセスレコード活用による学生の理解度に沿った実習指導，教務と臨床指導者，Vol.11，No.1，Vol.12，No.1 ～2，1998.

10）平澤久一，長谷川雅美他：症状別・病態別精神科看護，日総研出版，2000.

第3章

プロセスレコード記述事例集

解説と活用法

1. タイトル

　プロセスレコードを再構成する動機となった記述者の気持ちをタイトルにしました。皆様が同様の場面に遭遇し，プロセスレコードにその場面を起こしてみたいと思った時，そのタイトルで内容が一目瞭然でわかりますので，記述時の参考にしていただきたいと思います。

2. 患者エピソード

　事例で取り上げる場面で登場する患者の疾患，病状についての簡単な紹介と，プロセスレコードを記述した場面の状況を説明しています。学生（看護者）がプロセスレコードを記述するに至った背景・動機を示していますので，場面の状況を思い描いてプロセスレコードを読んでください。

3. プロセスレコード用紙①

　ストーリーで場面の背景を理解した後で，プロセスレコード用紙①を番号に沿って読み進んでください。

　それぞれの項目については，その意味や記述方法を第2章で説明していますので，書かれている内容を項目別にご理解ください。評価欄には指導教員や臨床指導者からのアドバイスが書かれています。また，自分で記述する時には，必ず記述上のルールを守り，記述方法に従ってください。

4. プロセスレコード用紙②

　プロセスレコード用紙①を記入した後に，学生自身が7つの評価項目に沿って記入した自己評価です。

5. 指導者・教員からのコメント

　プロセスレコード用紙①，②では，記載内容に対する指導者・教員からのコメントを「吹き出し」で記入しています。指導や評価をする際の参考にしてください。

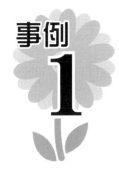

事例 1 どうしてこのような結果になってしまったのだろう

　Aさんは70代前半の男性。肺がんの手術後5週間で化学療法施行のため再入院中。ADLは自立しており，体力低下がみられるが，日常生活は自力でできる。家族は妻と2人暮らし。遠方に子供夫婦がいるが，年に数回しか会うことがない。

　私は看護大学3年の看護学実習でAさんを受け持ち，まだ十分コミュニケーションが取れていない状況で，何とか仲良くなりたいと願っていた。

　実習3日目，ベッドサイドを整えながら自然な形でAさんと会話できることを願って会話を始めた。高齢の男性だったため，共通の話題を見つけにくかったが，相手が興味を持つ内容にしたいと考えた。しかし，思っていたとおりの会話にはならず，自分だけが弾んだ会話になってしまった。その原因を明らかにしたいと考え，プロセスレコードで場面を再構成した。

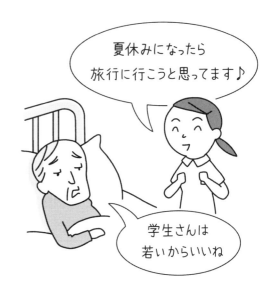

プロセスレコード用紙①

患者プロフィール	Aさん。70代前半，男性。肺がんの手術後5週間で化学療法のため入院中。ADL自立。妻と2人暮らし。
この場面をとった動機	外科の実習3日目に，受け持ち患者Aさんにベッドメーキングをしつつ声かけをしたところ，思いもかけない患者の反応があった。どうしてこのような結果になったのかを振り返りたかったため再構成した。

患者の言動	私が感じたり考えたりしたこと	私の言動	分析・考察
③「あ，おはよう，よろしく」	①今日は点滴がないから午前中はベッドサイドでお話ししよう。 会話の入り方が自然でよいですね。	②「Aさんおはようございます。ちょっと片付けますね」 ④（花瓶の水換え，拭き掃除をしつつ）「Aさんは何が趣味でしたっけ？」	①で明るく声かけし，⑤の反応で会話がうまくいったと思い，⑦⑨⑪と自分のことを次々に説明してしまっており，患者の気持ちに気づくことがないまま，会話を進めている。
⑤「若いころはあちこち行って写真を撮ったりしていたけど，もうだめだよ」	⑥そうか，旅行してたんだ。 この反応は何を伝えているでしょうね。	⑦「そうなんですね。日本中旅行されたんですか？」	
⑧「うん，国内を回っていたなー（懐かしそうに）」		⑨（弾むように）「私も旅行大好きです。いいなーと思ったところに行けるって幸せですよね」	
⑩「そうだね…」		⑪「バイトでお金をためて夏休みになったら行こうかなと思います」	自分の言動の分析・考察ができています。
⑫「学生さんは若いからいいね…」	この時のAさんの表情・口調は？ Aさんはどんな思いだったかを考えてみましょう。	⑬「え，そんなことないですよ，毎日忙しいし…（笑顔で話し続ける）」	⑫の反応の意味を理解せず⑬⑮と答えてしまい，⑯で患者が無言になってからようやく相手の反応に気づいている。
⑭（小さな声で）「元気ということはいいことだよ」		⑮「母からも元気だけが取り柄だと言われています」	
⑯「……」 無言の意味，この時のAさんの気持ちとあなたの言動について考察しましょう。	⑰あれ，どうしたの？どうしよう…。	⑱「…。終わりました。また後できますね」（ナースステーションに戻る）	

私がこの場面から学んだこと
・がんの手術後治療中の患者に向き合う時，患者の心理状態を配慮しながらかかわることの重要さを学んだ。
・会話を進める上で，相手の態度や反応を観察しながら看護することの難しさを感じた。

指導者・教員の助言・評価
◆今置かれている患者の状況を把握し，相手に寄り添いながら心の悩みを傾聴したり，苦痛の緩和の工夫をしたりすることが大切ですね。
◆Aさんは，若いあなたの動作や言葉をうらやましいと感じられたのでしょうね。
◆この場面から，事例に沿ったがん患者の闘病中の心理的サポートについて考えてみましょう。

プロセスレコード記入後の学生自身の自己評価

1 全体としてどのような対人関係のプロセスであったか

　　普通の会話をしたつもりが，患者を悲しませるような結果になったプロセス。

> 「患者の今置かれている状況を配慮しないで会話を進めてしまったプロセス」と言えるのではないでしょうか？

2 相手に接近する意図は明確であったか

　　特に明確ではなかったが，自然な形でかかわりたいと思っていた。

3 相手の感情や反応はとらえられたか

　　とらえられていない。

> なぜとらえられなかったのか振り返りましょう。

4 その時の自分の感情や反応を意識できたか

　　大体できていたと思う。

5 適切な言動で相手に向き合えたか

　　向き合えていなかった。それがこのようなプロセスとなった。

6 プロセスレコードに表現されていないことで重要と思うことはあるか

　　相手の感情など非言語的な表現が観察されていない。

7 対人関係プロセスにおける自分の傾向で明らかになったことは何か

　　あまり相手の状況を観察しないで，会話を進めてしまう傾向がある。

> このプロセスレコードで得た体験を今後の実習にぜひ生かして頑張ってください。

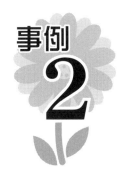

事例 2 あの時の患者の言動が気になる

事例 2

患者エピソード

　Bさんは50代後半の女性。うつ病で入院後2カ月が経過し落ち着いてきているが，活動意欲が乏しく，判断力も低下している。自殺念慮はないが，自室のベッドで過ごすことが多い。

　私は看護大学3年の精神看護学実習でBさんを受け持った。Bさんには，できるだけ日常生活にリズムをつけ，軽作業をしたり，人との交流の場に出たりして刺激に慣れてほしいと思っていた。

　実習4日目に病棟内のレクリエーションがあり，Bさんに参加してほしいと誘ったがうまくいかなかった。この時，Bさんが発した言葉が気になり，相手の気持ちに沿った対応をしていなかったのではないかと思い，プロセスレコードで場面の再構成をしたいと思った。

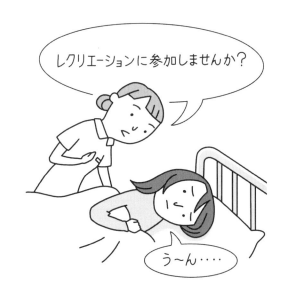

プロセスレコード用紙①

患者プロフィール	Bさん，50代後半，女性。うつ病で入院後2カ月経過。夫と2人暮らし。ADL自立。活動意欲が乏しく判断力低下。
この場面をとった動機	活動意欲を高めようとBさんにレクリエーション療法の参加を勧めたが断られた。理由として夫の面会があったことを本人より伝えられた。私は患者の思いに配慮せず参加を勧めたが，あの時の患者の言動が気になり再構成した。

患者の言動	私が感じたり考えたりしたこと	私の言動	分析・考察
Bさんの表情・態度など観察しましたか？	①昨日も病棟レクリエーションに参加していたし，きっと参加してもらえるだろう。	②「Bさんこんにちは。病棟レクリエーションのアナウンスがありましたね。今日は伝言ゲームみたいですけど，私と一緒に参加されませんか？」	①〜⑤で，③で発した患者の言葉を気にせず，レクリエーション療法に誘うことのみ意識している。
③「うーん，どうしようかな（苦笑いしてベッドに寝転んでいる）」	④昨日も最初はこんな感じだったし，もう少し押してみよう。	⑤（明るい声で笑いながら）「ちょっと頑張ってみましょう。ベッドから起きた方が気分いいですよ」	③⑥で患者のためらう状況に理由があったのですね。
⑥「うーん（しばらく無言）実はさっき夫が来てね…（無言になる）」	⑦そういえば面会簿に夫の名があったな。どんな話をしたのかな。	⑧「ご主人の面会があったんですね。いろいろお話できました？」（顔を見て，ゆっくりと）	⑥の無言の意味を深く考えていない。
⑨「入院費のことや，今後の生活などいろいろ…。だから今日はあまりそんな気分ではないの」	⑩え，お金のこと？　どうしよう，私には踏み込めないな。でもベッドに横になって落ち込んでいるより，気分転換した方がいいんじゃないかな？	相手に合わせた対応ができていますね。	⑨の発言に対し，⑩でさらに気分転換を図ることに考えが向き，患者の気持ちを考えず⑪の発言になっている。
Bさんの表情，しぐさなどどうでしたか？			よく考察できています。
		⑪「そうだったんですね。それならなおさら気分転換してみませんか？」	⑫の言動ではじめて患者の今の気持ちに気づき，⑭の発言になった。その後の行動につなげる発言にはなったと思う。
⑫「うーん（目を開いて一点を見つめている）」	⑬どんな話だったんだろう？　つらいのかな？無理強いしない方がいいかな？		
		⑭「では，今日は少しお休みになって，後で何かしたくなったら一緒にしましょうか？」	
⑮「いい？　ごめんね（表情暗く，伏し目がち。布団を被って横になる）」	⑯あー，つらそうだな。気になるけどどうしたらいいの？		

| | | ⑰「…（対応に困り無言。しばらくして）では失礼します」 | 最終的にBさんの状況を気にしつつ場を離れている（後で担当看護師にこの場面を報告した）。 |

⑱「……（無言）」

⑫⑮⑱のBさんの気持ちに対するあなたの対応について分析しましょう。

私がこの場面から学んだこと

・うつ状態が続いている患者のペースに合わせて対応することの大切さを学んだ。

・患者がなぜ拒否するのか，その原因を理解し，患者のその時の状態に寄り添うことの大切さを学んだ。

・家族背景など患者を取り巻く環境による精神面での影響についても理解しておくことの大切さを学んだ。

指導者・教員の助言・評価

◆全体にプロセスレコードの書式を理解し，わかりやすい記述をしています。

◆うつ状態の患者に活動を勧めるとき，どのような配慮と観察が必要か学習してみましょう。

◆うつ状態の患者の訴えにどう寄り添い，傾聴するかを学べたでしょうか？

◆病気の理解をする上で，家族との関係や生活情報を知っておくことが大切であることをこの事例で学びましたか？

プロセスレコード記入後の学生自身の自己評価

1 全体としてどのような対人関係のプロセスであったか

　　レクリエーション療法の参加を促したが，断られたことで対応に悩んだプロセスであった。

> 「思いがけない患者の言葉に悩みながらもその後の状態が気になったプロセス」と言えるのではないでしょうか？

2 相手に接近する意図は明確であったか

　　明確であった。Bさんに療法に参加して日中の活動量を増やしてほしいと思って声かけをした。

3 相手の事実や反応はとらえられているか

　　十分にとらえられなかったと思う。昨日までと同じ状態だと思っていた。
　　後半，表情が暗いことに気づいた。

4 その時の自分の感情や反応を意識できたか

　　意識できた。記録にも忠実に反映できたと思う。

5 適切な言動で相手に向き合えたか

　　お金の話からは動揺してしまい，冷静に判断して会話を進めることができなかった。

6 プロセスレコードに表現されていないことで重要と思うことはあるか

　　特にない。

> 患者の表情，言葉の抑揚など観察できていたことはありませんか？

7 対人関係プロセスにおける自分の傾向で明らかになったことは何か

　　思いがけない反応があると，動揺したり焦ってしまう傾向がある。

> 場面の振り返りを通して自己評価ができています。気になった点を考察し，その時の患者の心理面を考慮して，次の看護に生かしてください。

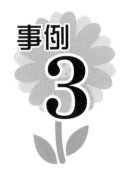

事例 3 私は十分に患者の思いを
受け止めていただろうか？

　Cさんは50代前半の男性。20代より統合失調症を発病し，一時は就労できていたが長続きしなかった。

　30代後半より入退院を繰り返し，今回は7回目の入院である。症状が安定せず，外泊を繰り返していたが，家族から退院を拒まれ，なかなか退院の機会を得ることができず，2年間を経てしまった。家族は高齢の父母，近くに嫁いだ姉がいるが，外泊時，母に暴力をふるったり，外で大声を出して近所から苦情が出たりすることで，主治医から退院許可が出ないまま経過している。

　入院中は比較的被害的な訴えも少なく，作業療法にも出かけることができており，大きな問題はない。受け持ち看護師は，外泊を重ね，退院につなげたい意向である。

　私は看護大学3年次の精神看護学実習でCさんを受け持ち，2週目に入り，一緒に作業療法に行くなど関係がうまくいっていると感じていた。しかし，この場面では，退院希望の強いCさんを理解しないまま対応していると感じ，場面を再構成してみたいと思った。

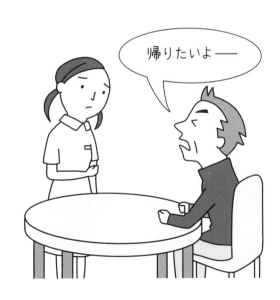

プロセスレコード用紙①

患者プロフィール	Cさん，50代前半，男性。無職。統合失調症。被害妄想で入退院を繰り返し，今回は2年前より入院しているが退院希望が強い。ADLは自立。
この場面をとった動機	私は実習2週間でCさんとも関係ができていたが，いつものように退院希望が強く，どう説明したらよいのか困り，あいまいな対応になった。Cさんの思いを十分受け止めていなかったと反省したため，場面を再構成した。

患者の言動	私が感じたり考えたりしたこと	私の言動	分析・考察
①「先生が退院はまだダメだって。でも早く帰りたいよ」	②また始まったな。	③「帰りたいですよね」 患者の言葉を活用しましたね。	番号で相互作用が生じているところや問題の部分を示してください。
④「学生さん，頼んでくれない？　きっといいと言ってくれるから」	⑤えー，なんで私に言うの。	⑥「でも先生がまだダメと言われているので，それはできませんよ」	Cさんの話しかけをすべて否定的に返している。
⑦「頼むよ，何でもするからさー」	⑧どうしよう，どう言ったらわかってくれるのかな？	⑨「（ゆっくりとした口調で）Cさん，私は学生なので，そんなことできないんです」	自分に言われたことを困るといった思いで返している。
患者の表情，声のトーンなどどうでしたか？			
⑩「そうかあ…。でも帰りたいんだよー，家はいいよ。あー，帰りたいよー」	⑪そうかもしれないけどだめなものはダメ！	⑫「Cさんがいくら言ったって，先生から許可が出ないとダメですものね」	最後は自分の対応のことだけを考えて相手に向き合っていない。
⑬「わかったよ，言ってみただけ……（その後無言でうつむく）」	⑭わかってるんだ，だったらいいわ。	⑮「（明るく）Cさん，そろそろ作業に行きましょうか？」	⑭⑮の自分の対応と⑯の反応に対する分析をしてみましょう。
Cさんはどんな気持ちであなたに伝えたのでしょうか？			
⑯「……」			

私がこの場面から学んだこと

・プロセスレコードを記述してみて，この時の患者の切ない思いにようやく気づくことができた。

・患者に寄り添った対応をすることで，患者の抱えているつらさや悩みを軽減できるのでは…と思った。

指導者・教員の助言・評価

◆プロセスレコードを記述したことで，患者の心理面を洞察し，併せて自分の会話の運び方の課題に気づくことができましたね。

◆精神症状のある患者の訴えをいかに受け止め，相手に寄り添った対応をするかは，とても難しいことですが，いろいろな場面を経験していくことで，その人に応じた対応を工夫できるようになると思います。

◆患者のその時の表情や動作など観察したことを記述すると，もっと臨場感のあるプロセスレコードになります。

プロセスレコード記入後の学生自身の自己評価

1 全体としてどのような対人関係のプロセスであったか

患者の思いを十分受け止められていなかったプロセス。

> 「患者に寄り添うことを学んだプロセス」でしたね。

2 相手に接近する意図は明確であったか

あまり明確ではなかった。真剣に向き合っていなかった。

3 相手の事実や反応はとらえられているか

十分とらえられていなかったと思う。

4 その時の自分の感情や反応を意識できたか

ある程度意識していたと思う。

5 適切な言動で相手に向き合えたか

向き合えていなかった。いつものパターンの訴えだと処理してしまった。

6 プロセスレコードに表現されていないことで重要と思うことはあるか

指摘されたように，相手の表情や声のトーンなどが記載されていない。

> ノンバーバルサインをキャッチすることが大切なのはどの病棟でも同じです。

7 対人関係プロセスにおける自分の傾向で明らかになったことは何か

対応がいつものパターンだと，いい加減に扱ってしまう傾向がある。

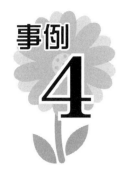

事例 4 うまくコミュニケーションが展開したのはなぜ？

　Dさんは60代の男性で飲食店をしている。病名は肺塞栓症による不安神経症とされている。

　主訴として息苦しさ，不安，不眠などがある。家族は妻，息子夫婦と同居で，飲食店を息子夫婦と一緒にしていた。

　私は3年次に内科の看護実習でDさんを受け持つことになり，うまくコミュニケーションがとれるか不安であった。実習初日，学生が受け持つことに「何で俺なんだよ，やめてくれよ」という発言があり，よけい心配になったが，Dさんの方から私に近寄ってきてくれた機会をとらえ，一緒に簡単な折り紙づくりを媒体にコミュニケーションを試みたところ，思いもかけずDさんの方から話しかけてもらえた。このことがうれしく，この場面を振り返ってみたいと思った。

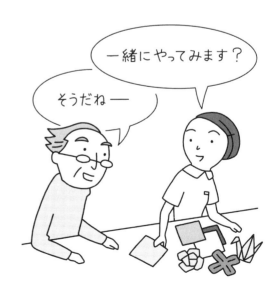

プロセスレコード用紙①

患者プロフィール	Dさん，60代，男性。肺塞栓症による不安神経症。主訴として息苦しさ，不安，不眠などがある。
この場面をとった動機	実習初日，学生が受け持つことに「何で俺なんだよ，やめてくれよ」という発言があり，うまくかかわっていけるか不安であったが，この場面でDさんが初めて心を開いてくださったように感じたため，振り返ってその理由を知りたいと考えた。

患者の言動	私が感じたり考えたりしたこと	私の言動	分析・考察
午後の実習開始後訪室するが不在だった。しばらくして		他学生，他患者とホールで折り紙を折っている。	
①自らホールに来て私の方を見る。	②あ，自分から来てくださった。	無理強いせず相手に合わせています。	分析・考察は場面を分析するのではなく，どの言葉（何番）に対し，相手がどのように反応したか（何番）を記述し，その相互作用を分析します。
		③「Dさん，今折り紙しているんですけど，一緒にしてみませんか」	
④「うーん，息苦しいし，疲れるからいいよ」	⑤ホールに来たということは，少しは私を意識しているのではないかな。	⑥「そうですよね，息苦しいですもんね。じゃあ見てるだけでもどうですか？」	参加を促すための声かけや行うのがつらい場合は見てるだけでもよいという声かけは問題ないと考えるが，どうすればよかったのか方法がわからないまま行動している。
⑦「うん，そうだね」少し嫌そう。やや離れて遠巻きに見ている。	⑧うーん，興味ないのかな。ちょっと声のかけ方間違えたかな。	⑨時々様子を見ながら折り紙を続ける。	
⑩私の方に近づいてくる。		⑪「一緒にやってみますか」	
⑫「そうだねー」	うまくタイミングをとらえられましたね。		
	⑬不安なのかな？　疲れるかな？	⑭「花をつくってるんですけど折ってみますか？」	自分が手本を示し，わかりやすく説明を加えたことで，一緒につくることができ，興味を持ってもらえたと感じる。
⑮「ちょっとやってみてくれる？」同じテーブルに着く。		⑯ゆっくり手順を説明しながら折り紙を折る。	
⑰興味を持った様子で自分で折りはじめる。			
⑱「おー，花だね，すごいね。これちょっと教えて，もう1回やってみて」	⑲興味を持ってくれた！もう1回やろうって言ってくれてうれしいな。	⑳一緒に一部分を助けながら完成させる。	私がもっと患者とかかわっていきたい，かかわる気があるということが伝わったのかと思う。それが患者も自分に興味を示したのかと考える。
㉑「こういうの初めてなんだよ」息切れは見られない。	㉒一緒につくれてよかった。	㉓「そうなんですね，頑張りましたね」	自然体で折り紙を介して患者に沿った対応ができたことで，受け入れてもらうきっかけになったと思います。

㉔「学生さんの名は何だっ たっけ？　覚えとくよ。 ほかの病棟も行くの？」	㉕私に興味を持ってくだ さっている。心を開いて くれたのかな。	㉖（名札を見せながら）「○ ○です。次は小児病棟の 実習です」	
㉗「ふーん，そうか。今日 はありがとうね」	㉘うれしい！ ㉒㉘㉙と素直なあなた の気持ちが表れていま す。	㉙「私も楽しかったです。 ありがとうございました」	

私がこの場面から学んだこと

・患者との関係を築いていくためには，ただ一方的に提案するのではなく，患者の様子を見ながら何個か提案することで，患者自身が決断でき，患者自身がとりたい距離感を調節できると感じた。

・患者の身体的状況，心理的状況も踏まえて，その状況に応じた声かけを行うことで心を開いてくれることもあるということを学んだ。

・患者との関係は，その時々の状態の把握をすることが大切であると感じる。

指導者・教員の助言・評価

◆学生の担当に拒否的だったDさんとの関係づくりに悩みながらも折り紙づくりをかかわりの道具として自然な形で使い，共同作業をし，相手に合わせた対応をしたことが，関係構築の大きな成果になっています。

◆「分析・考察」は，患者−看護者関係の相互作用を考察することがプロセスレコードの特徴です。お互いに影響し合った言動（言語的・非言語的表現）をもう一度振り返ってみましょう。

プロセスレコード記入後の学生自身の自己評価

1 全体としてどのような対人関係のプロセスであったか

　　患者との関係構築のために折り紙づくりを通して共同作業をしたことで心を開いてもらえたプロセス。

> そのとおりですね。

2 相手に接近する意図は明確であったか

　　明確であった。一緒に折り紙づくりに参加してもらい関係を築きたいと考えた。

3 相手の事実や反応はとらえられているか

　　発言ごとに多少は感じたが十分とは言えない。

4 その時の自分の感情や反応を意識できたか

　　かかわりの経過中，意識できていたと思う。

5 適切な言動で相手に向き合えたか

　　なるべく相手に合わせた言動で向き合えたと思う。

6 プロセスレコードに表現されていないことで重要と思うことはあるか

　　その場面の状況で患者に影響することやタイミング。

> 患者，学生の非言語的表現の記述は大切ですね。

7 対人関係プロセスにおける自分の傾向で明らかになったことは何か

　　相手の言動や症状に一喜一憂し，不安になる傾向がある。

> 今回の対応場面では，内心不安だったとしてもそれが表現として見られなかったのでは？

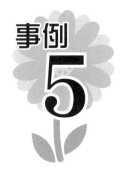

事例 5 突然の思いがけない発言に戸惑ってしまった

　Eさんは40代後半の女性で専業主婦である。病名は双極性障害で，症状として抑うつ，不眠，自殺念慮がある。入院後2カ月が経過し，症状が安定したため，退院に向けて定期的に外泊を実施している。

　家族は夫と2人暮らしであるが，今年，長男（1浪）と長女が同時に県外の大学に進学した。夫は管理職で，毎日帰宅が遅く，日中は1人で暮らすことが多い。これまで趣味のサークルに出かけたり地域の行事にも率先して参加していたが，次第に自宅にこもりがちとなり，不眠を訴えたため，精神科病院に通院していたが，家事もできなくなったため，入院となった。

　私は3年次の精神看護学実習でEさんを受け持ち，思ったより会話も弾み，関係性が取れていたと思っていた。しかし，この日は外泊から帰った翌日で，表情が暗く，気がかりであったため，外泊の様子を聞こうと病棟内の花壇のある中庭のベンチに座った。会話を始めてしばらくして，突然思いがけない発言があり，どう対応してよいかわからなかった。この時の私の言動が適切だったかどうかを振り返りたいと思い，プロセスレコードで再構成した。

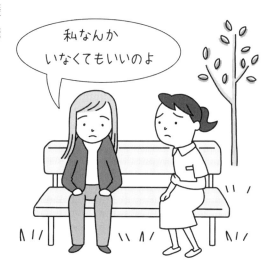

私なんかいなくてもいいのよ

プロセスレコード用紙①

患者プロフィール	Eさん，40代後半，女性。主婦。双極性障害（症状：抑うつ，不眠，自殺念慮），入院後2カ月経過，症状が安定し退院に向けて定期的に外泊実施している。
この場面をとった動機	受け持って2週目の朝，これまでスムーズに会話ができていた。この日は外泊から帰った翌日で表情が硬く，突然思いがけない発言があり，どう対応してよいかわからずとっさの対応をした。この時の対応を振り返りたいと思い再構成した。

患者の言動	私が感じたり考えたりしたこと	私の言動	分析・考察
中庭のベンチに座る ③「うーん，そうね…。まあまあかな」（うつむいて）	①なんだか表情が硬いけど，外泊中何かあったのかな？ ④特に気にするほどでもないのかな？	②「Eさん，どうでしたか外泊は？」横に座る。 **うまく本題に入りましたね。** ⑤「ご主人とはゆっくり話せました？」	①②では関係ができていると考え，直接外泊のことを聞いた。
⑥「私が子どものことを相談しても真剣に聞いてくれないのよ」	⑦遅く帰ってくるしあまり会話しないのかな…？	**共感的な対応ですね。** ⑧「そうなんですね，Eさんがせっかく帰ったのに」	
⑨「私なんかいなくてもいいのよ，うちの家族は…」 **この時の患者の表情は？** ⑫「……」	⑩何で，そんな極端な考えになるの？	⑪「ご主人もきっと早く家に戻ってほしいと思っていらっしゃいますよ」	⑨の発言を受け，必死にそれを否定しようと答えている。
⑮「ううん，うちの子どもは私のことなんて忘れていると思うわ」ずっとうつむいて，泣いている様子。	⑬え，まずいな，どうしよう。 ⑯うーん，だめだ，どう言ったらいいの？　何とか切り替えよう。	⑭「お子さんたちもきっとお母さんのこと心配されていると思いますよ」 （しばらく気まずい沈黙が続く） ⑰「私も県外からこの大学に来てますけど，親のことは気になります。メールも電話もしないけど…」	⑭の発言の後，⑮の答えが返り，思いがけない反応に困り果て，自分の例を本音で伝えたことが後の展開につながり，よかったと思う。
⑱「そうなの？」顔を上げて私を見る。	⑲あ，私を見てくれた。	**⑰⑳の発言が状況を見事に変えましたね。** ⑳「子どもってそんなもんです。照れくさいし親には」	⑱でやっと私を見てくれ，ほっとしている。
㉑「そうなんだ，そうだよね。きっと，若者は……」	㉒ほっ，よかった。 **⑲㉒㉕とあなたのうれしい気持ちがよく伝わりました。**	㉓「そう，ご主人もいちいち言わなくても大切に思っていらっしゃいますよ」	㉓の発言をしたことで，患者に夫の行動を思い出してもらい，夫の優しさを認識できてよかったと思う。
㉔「そうかなー…」（間をおいて）「夕べは私の好きなビーフシチューつくってくれたわ」表情穏やかになる。	㉕ほら，やっぱり。ああ，よかった。	㉖「Eさん，ご主人の愛情，気づいていただけましたね」笑って茶目っ気を出して。 **㉖の発言はどんな気持ちで言ったのでしょう？**	

私がこの場面から学んだこと

・うつ状態から回復する過程の患者の心理状態で，家族や現実社会の影響が大きいことを知り，その
　サポートをすることの重要さを学んだ。

・大切に育てた子どもが巣立って，一気に自分の存在が空しくなってしまう「空の巣症候群」の母親
　の実際を知り，自分も親に対する気遣いをしなければと痛感した。

・どう対応してよいかわからなかったが，懸命に向き合うことの大切さを学んだ。

指導者・教員の助言・評価

◆退院を控えるうつ病患者（双極性障害患者も含め）への配慮はとても重要で，自殺企図を含め，家
　族の発言などから現実に直面し，悩むこともあり，外泊後の観察を丁寧にする必要があります。

◆このケースは，あなたの機転を利かした発言で，患者の精神状態を落ち着かせ，否定的→肯定的へ
　という解釈につなげたと思います。認知行動療法をプロセスの中で実践したということですね。

プロセスレコード記入後の学生自身の自己評価

1 **全体としてどのような対人関係のプロセスであったか**

　思いがけない患者の発言と感情に，何とか落ち着いて対応したプロセス。

2 **相手に接近する意図は明確であったか**

　明確であった。外泊時の様子を聞きたいと接近した。

> うまく対応できていましたね。

3 **相手の事実や反応はとらえられているか**

　とらえられていたと思う。

> 初めの方はどうでしたか？　気づけていましたか？

4 **その時の自分の感情や反応を意識できたか**

　必死だったので，十分意識していたかどうかはわからない。

5 **適切な言動で相手に向き合えたか**

　自分なりに状況を見ながら発言したつもりであるが適切かどうかわからない。

> 患者の言葉のトーン，間，表情などはどうでしたか？

6 **プロセスレコードに表現されていないことで重要と思うことはあるか**

　特にない。

7 **対人関係プロセスにおける自分の傾向で明らかになったことは何か**

　抑うつ状態の患者にかかわることが得意ではないことがわかった。つい，自分のペースで，明るく接しようと考える傾向がある。

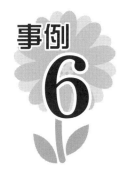

事例 6 私のかかわりは これでよかったのだろうか？

　Ｆさんは70代後半の女性で，双極性障害Ⅱ型と診断されている。現在は軽い躁状態でやや攻撃的な面と夜間浅眠がある。認知機能は低下しているが，自分の意思ははっきり伝えることができる。歩行時のふらつきがあり，部分介助が必要である。

　家族は息子夫婦がいるが，別居している。月１回程度の面会があるが，あまり本人に好意的ではない。

　私は看護大学３年次の精神看護学実習でＦさんを受け持ち，２週目に入った。この場面は，入浴は普段から拒否的であるが，担当看護師の勧めをしぶしぶ受け，何とか介助にて入浴を済ませた場面である。

　軽躁状態の患者の対応がよくわからず，どう向き合えばよかったのかを振り返りたく再構成した。

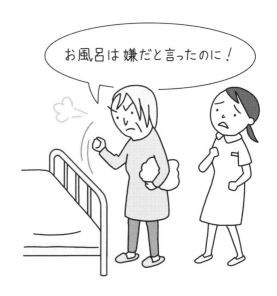

プロセスレコード用紙①

患者プロフィール	Fさん，70代後半，女性。双極性障害（軽躁状態，夜間浅眠）。認知機能低下。ADLは歩行時のふらつきがあり，部分介助が必要である。		
この場面をとった動機	看護師と共に入浴介助をした後，訪室するとFさんは不機嫌となり，どう対応したらよいか戸惑ってしまったため，自分の対応について振り返り，再構成したいと思った。		

患者の言動	私が感じたり考えたりしたこと	私の言動	分析・考察
ベッドに座り，タオルで首を拭いている。	①入浴後だから気分いいかな？	②「Fさん，さっぱりしましたね」	
③「しません！ お風呂は嫌だと言ったのに」	④え？ 何で？ 体を動かしたので疲れたのかな？	⑤「ごめんなさい。でも入浴して体を動かすことも大事ですよ」	**⑤の発言で⑥の反応となったことの分析・考察は？** ベッドを叩いて怒りの感情表現があり，先生に言われたことを厳守する様子が見られる。 **これは患者の観察になっています。**
⑥「謝ったって遅いわ！ 勝手に皆で…（怒った顔でベッド柵を叩く），今は寝てないとダメだって先生が言ったんだよ」	**この時の考察は？** ⑦そうか，先生に注意されていたんだ。今，躁状態で昼夜動いているからなー。	⑧「Fさん，きれいになったので，また休んでください」	
⑨無言で布団に入る。	⑩お，わかってもらえたのかな？	⑪「ゆっくり休んでくださいね」	
⑫「あんたらのせいでもう治らなくなってしまった！」	⑬かなりの思い込みだな。どう答えよう？	⑭「そんな……」	
	⑮話題を変えよう。	⑯「Fさんの市で，有名なことは何ですか？」	**急な話題の変化はどうだったでしょうね。** いったん，会話ができると思ったにもかかわらず，話題を変えても機嫌は戻らないので，どうしたらよいかわからなくなってしまった。
⑰「桜祭りだよ，日本一だ」	⑱あー，よかった，機嫌が直った。	⑲「観光客が多いんですか？」	
⑳「もう，そんなことどうでもいいわ，関係ないわ！」	㉑あれ，また戻ってしまった。	㉒「……」	**番号を示し，相互作用が生じている箇所を分析・考察してください。**

私がこの場面から学んだこと

・Ｆさんの怒りを受容的にとらえ，傾聴しつつも，場の状況を考えながら対応することが大切であると学んだ。

・自分の戸惑いや対応が相手を不快にしてしまうことを理解した。

・病状の把握とそれに伴う対応の難しさを学んだ。

指導者・教員の助言・評価

◆患者の言動や自分の思いが素直に表現されています。

◆患者の「怒り」を理解しきれないまま，会話を続けているようなので，このような場合は一度場を離れ，時間をおいてかかわる方法もありますね。

◆患者の攻撃的な症状や看護者の過干渉など，躁状態の患者への対応を再度学んでみましょう。

プロセスレコード記入後の学生自身の自己評価

1 全体としてどのような対人関係のプロセスであったか

患者の考えや病状を把握しないまま，かかわってしまったプロセス。

2 相手に接近する意図は明確であったか

はっきりした目的がなかったので，不用意だったかもしれない。

3 相手の事実や反応はとらえられているか

怒りの感情などとらえられたと思う。

4 その時の自分の感情や反応を意識できたか

十分ではなかったが，意識できていたと思う。

5 適切な言動で相手に向き合えたか

この場面全体を通して，不適切だったと思う。

6 プロセスレコードに表現されていないことで重要と思うことはあるか

自分の感情表現がされていない。

> 相手の表情や態度，口調なども表現してほしいですね。

7 対人関係プロセスにおける自分の傾向で明らかになったことは何か

攻撃的な言葉を受け止め，冷静に対応できない傾向がある。

> 全体として，攻撃的な患者のペースにうまく対応できず，患者の怒りは収まらないまま終わってしまったプロセスでしたね。しかし，自己評価はできています。

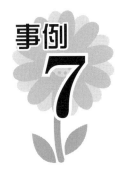

事例 7

なぜ患者の思いに 気づけなかったのだろう

　Gさんは60代前半の女性で，病名は統合失調症で長期入院中である。幻覚と妄想が主症状であり，自閉的である。

　私は，看護学生３年次の精神看護学実習において，Gさんを受け持った。

　実習開始から数日がたったこの日，私はGさんと陶芸に行く約束をしていたので，ロビーのごみ箱をじっと見つめているGさんに声をかけた。私はGさんの行動を勝手に解釈し，Gさんの思いに気づけなかった私の対応を反省した。この場面における私の問題点を明らかにしたかったので，プロセスレコードを記述し再構築した。

　実はGさんは，片方のスリッパをトイレに落とし汚染してしまったので，両方とも捨てて，新しいスリッパを売店で買いたかったということが，後で受け持ち看護師が本人に聞いて確認された。私はそれを聞いて申し訳ないと思った。

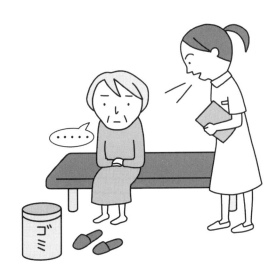

プロセスレコード用紙①

患者プロフィール	Gさん，60代前半，女性。統合失調症で長期入院中。幻覚・妄想が主症状で自閉的。ADL自立。
この場面をとった動機	陶芸に行く約束をしていたので，ロビーのごみ箱をじっと見つめているGさんに声をかけた。Gさんの行動を勝手に解釈し，Gさんの思いに気づけなかった私の対応を反省した。私の問題点を明らかにしたかったので再構成した。

患者の言動	私が感じたり考えたりしたこと	私の言動	分析・考察
		①「Gさん，陶芸の時間ですけど，行きませんか？」	
②「…（無言）」ごみ箱のそばにあるスリッパを見つめている。	③あれ？　Gさんのスリッパだけど，何でここにあるの？	④「Gさんのスリッパですよね。どうされたんですか？」	
⑤「捨てたんです」	⑥何で捨てたんだろう？　何か妄想が起こったのかな？	⑦「どうしてですか？」	妄想と思ったにもかかわらず，理由を尋ねたことがいいですね。
⑧無言でスリッパを見つめている。	⑨別に汚れていないし，古くなったわけでもないのに。もう一度使う気になれないのかな。	⑩「捨てるのもったいないですよ。赤くてかわいいのに」	⑤の発言を妄想ととらえ，その後の発言につながっている。
⑪小さな声で「臭いがね…」	⑫えっ？　何て言ったの？臭いがするの，何で？もしかして幻臭？	患者の言葉を使って確かめていますね。 ⑬「臭いがついてしまったんですか？」	⑪の発言でも「…」の聞き取れなかったところを自分の思い込みで判断している。
⑭「ええ，だからビニール袋が欲しいんです」 自分で確認しようとしなかったのですか？	⑯もし妄想ならそれだけで捨ててもよいのだろうか？　看護師さんに確認しよう。妄想に付き合わないで，陶芸に誘ってみよう。	⑮「あっ，捨てるためにいるんですね」	
⑱「…」	⑲陶芸に行って気分転換した方がよいのに。	⑰「陶芸はどうしましょう？」 いきなり話題が変化していますね。	⑰陶芸に誘いたい気持ちでいっぱいである。
㉑「…」	㉒まだスリッパにこだわっているんだろうか？　行きたくないのかなあ。誘うことは無理強いかな？	⑳「もう始まっていますよ。一緒に何かつくりましょう」	⑳㉓自分の計画を実行することで，患者の言動に注意がされていない。
㉔「…」 この時の患者の表情や態度は？　「…」（無言）が3回続いていることは何を伝えているのでしょう？		㉓「私は行っていますけれど，また後で呼びに来ますね」	後のかかわりにつなげる言葉かけとして有効です。ただ，患者のその時の気持ちに沿っていませんね。

私がこの場面から学んだこと

・患者の主症状が幻覚・妄想という情報から，先入観を持ち，患者の言動の意味を理解できていな
　かった。

・自分が確認することを怠っており，患者と対等な視点に立っていなかったことがわかった。

・自分の計画に合わせようとして，患者の状況に目を向けていなかった。

指導者・教員の助言・評価

◆患者と学生の表情，態度，しぐさが記述されていません。

◆幻覚・妄想による行動ととらえていますが，あなたの言葉かけには患者にきちんと向き合った表現
　がされています。

◆精神科看護で陥りやすい患者の訴えに対する看護師の思い込みの危険を体験し，患者との相互関係
　に必要な看護師の態度を理解できましたか？

プロセスレコード記入後の学生自身の自己評価

 全体としてどのような対人関係のプロセスであったか

Gさんを陶芸に誘ったプロセス。

> 「患者の言動を妄想と思い込み，自分の計画を優先し患者に寄り添えなかったプロセス」と言えるのではないでしょうか。

2 **相手に接近する意図は明確であったか**

陶芸に行く約束をしていたので，明確であった。

3 **相手の事実や反応はとらえられているか**

Gさんの無言の時の表情や態度をとらえられなかった。

4 **その時の自分の感情や反応を意識できたか**

自分の計画に合わせることに注意が向き，Gさんに起こっている状況を正しく理解できていない自分の感情や反応を意識できた。

> 会話の不自然さに気づき，自分本位の視点で会話を進めていることを学べましたね。

 適切な言動で相手に向き合えたか

Gさんの言動を症状と思い込み，適切な言動で向き合えていなかったかもしれない。

6 **プロセスレコードに表現されていないことで重要と思うことはあるか**

Gさんと私の声のトーンや表情など非言語的表現。

> 患者の表情や態度を観察し，患者がどんなメッセージを送っているのかを考えてみましょう。

 対人関係プロセスにおける自分の傾向で明らかになったことは何か

・患者を先入観で自己判断してしまい，相手の言動の意味を深く理解できない。

・自分で確認できることも看護師に頼ってしまう。

・自分の計画や約束を達成することが優先され，その時，その場の状況判断ができない。

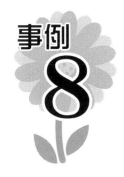

事例 8 患者と初めて共感的かかわりができたのはなぜ？

患者エピソード

　Hさんは50代の男性で、職業は大手の会社役員である。右上顎がんと診断され手術を医師より勧められたが、顔面の著しい損傷と、がんの浸潤場所によっては右眼球の摘出もあり得ると告げられた。家族は強く手術を希望しているが、本人は「顔を売りにして今日まで多くの人々と接してきた。この顔の原形がなくなるのなら、死んだ方がましだ」と頑なに手術を拒否している。主治医からは、本人と家族に手術についておよび術後の治療方針や放射線療法と化学療法についての説明が丁寧にされている。

　私は看護大学3年次の実習でHさんの受け持ちとなり、Hさんの態度を理解しつつ心配していた。すべての検査も終わり、再度主治医より手術を勧められ、本人はしぶしぶ同意したが動揺していた。

　実習最終日に、比較的表情も明るく落ち着いていたHさんを誘って病院敷地内を散歩した。晴天ではるかに海の見える静かな木陰のベンチに座った。私は実習最終日であることのお礼と何とか手術を前向きにとらえてほしいという思いを伝えようとした。しかし、Hさんの思いがけない態度に、無我夢中でその場を切り抜けてしまったと思った。

　後日、手術も成功し、最小限の切除で眼球も温存されたこと、私とのこの時の会話について、Hさんがとても喜んでいたと受け持ち看護師と家族から聞いた。自分にとっても強く印象に残る場面で、Hさんと共感できた貴重な場面であったと思い、再構成をして振り返りたいと考えた。

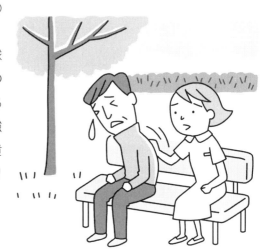

プロセスレコード用紙①

患者プロフィール	Hさん，50代，男性。会社役員。右上顎がん（顔面痛，右顔面腫脹，鼻出血）。
この場面をとった動機	手術日が決定しても本人は，拒否的であった。実習最終日でもあり，外気を浴びながら，実習のお礼と手術を受けることへの応援を伝えようと散歩に誘ったところ，突然Hさんに本音を吐露され，懸命にHさんと向き合った。とても印象的でHさんに共感できた場面であったと思い，その時の対応を再構成したいと考えた。

患者の言動	私が感じたり考えたりしたこと	私の言動	分析・考察
①（表情明るく）「今日で実習終わりだね」	②あれ？　今日は気分いいのかな？　天気もいいし，散歩して話したいな。	散歩は場面を変えるため計画していたのですか？	
		③「はい，最後なので散歩をご一緒しませんか？」	①④の反応から，自分の計画が実施できることに満足しており，患者の抱えている不安への配慮にまで気づいておらず，自分の感性で会話している。
④「いいね。病棟から出た方がいいよ」早速上着を羽織る。	⑤え，うれしい。手術も勧めたいし…。		
	花木を話題として自然に相手に近づいていますね。	⑥教員，スタッフに連絡し，院内の庭で海の見える木陰までHさんとゆっくり歩く。道中，庭の新緑や花壇の花の話をする。	
⑦3分ほど歩き「ここらで休もうか」木陰のベンチに座る。	⑧海がキラキラしてる！疲れていないかな？　父と同じ年位だし…。	⑨「海がきれいですね」	
⑩海を見つつ溜息をつく。「……」	⑪あれ，どうしたの？	⑫「お疲れではないですか？　大丈夫ですか？」	
⑬「…ああ…」うつむいて，じっとしている。	⑭どうしたらいいの？　何か言わなくちゃ。		⑩⑬の反応で，慌てて⑮の一方的な発言をしているが，相手には心に響いていないことが⑯の発言でわかった。
この時の表情や声のトーンはどうでしたか？	相手の思いに気づいた瞬間ですね。	⑮横に座って緊張した声で「今回，いろいろと勉強をさせていただき，本当にありがとうございました。Hさんの手術が成功することを私祈っています…」	
⑯「俺の顔どうなってしまうんだろうな？」（うつむき）この顔でこれまで多くの人に信用してもらい，仕事を頑張ってきたのに」	⑰そうだったんだ，そこがつらかったんだー。責任者だもの，そうだよなー。	⑱「そうですよねー」ゆっくりうなずく。	⑯の発言でようやく患者の心理状態を理解しているが，対応を見いだせないまま⑱の発言をしている。
⑲「お化けみたいに目がなかったり右と左がずれている顔なんて自分じゃないよー」（涙声のよう）	⑳信用にかかわるし，気持ちがよくわかる。どう答えたらいいの？	㉑Hさんの背中をさする。「おつらいですよねー」	
		㉒「先生から何と言われましたか？」	⑯⑲㉓で患者の抱えている苦悩や本音を理解できたことで，㉑㉕の共感的対応が自然にできた。
㉓「目は大丈夫かもしれないって。でも不安なんだ」涙を流している。	㉔え，こんなHさんは初めてだ。いつも家族の前では堂々と話していたのに。先生は最新の方法で手術すると説明していたし，頑張ってほしい。	㉕「おつらいですねー」再度背中をさする。	繰り返し背中をさすって声かけしたことの意味は？

		㉖病棟に戻り，別れ際にきっぱりとした口調で「Hさん，本当にありがとうございました…。私はHさんにこれからもずっと生きていてほしいです！ですから，手術を受けてください。お願いします！」おじぎして顔を見つめると，涙が流れてくる。	㉖の態度は私の本音から出たことで，精いっぱいの気持ちを伝えた。そのことが人間対人間の感情交流が成立し，Hさんに伝わったのではないだろうか？
しばらくして，ベンチから立ち上がり，病棟に戻る方に歩き出す。	この時あなたはどう感じていましたか？		
㉗驚いたような表情で「えっ，はい…はい…」 後日，Hさんは手術を受け，眼球摘出を免れ，学生に感謝しつつ積極的に治療に取り組んでいることをスタッフから聞いた。	この情報を受け，安心できましたね。	後日，お見舞いに行き，笑顔のHさんと再会する。	

私がこの場面から学んだこと

・術前の患者心理をしっかり学習し，些細なことでも気に留めて相談に応じる看護が大切であると学んだ。

・病棟内では出せない患者の感情や苦悩について，場面を変えて共感的にかかわることの重要性を学んだ。

・患者に寄り添う方法として，言語だけではなく，非言語的な態度の必要性を学んだ。

指導者・教員の助言・評価

◆とても感動的で，重要な場面を体験しましたね。このプロセスレコードからその場面が浮かび，患者とあなたの相互作用がよく伝わる記録になっています。

◆前半と後半のあなた自身の相手への対応の変化がよくわかります。その時には共感的対応を意識できなかったと思いますが，後の患者，家族，医療者からの感謝を伝えられ，この場面がとても重要なことを知り，「共感していた」ことを実感したと思います。

◆今後の実習や実際の看護でもこの経験を忘れずに，頑張ってください。

プロセスレコード記入後の学生自身の自己評価

1 全体としてどのような対人関係のプロセスであったか

　　思いがけず患者から本音を吐露され，懸命に共感的にかかわった結果，患者が真剣に受け止め，治療につながったプロセス。

> 場面全体をきちんと振り返った自己評価ができています。

2 相手に接近する意図は明確であったか

　　明確であった。患者に積極的に手術に向き合ってほしいという意図があった。

3 相手の事実や反応はとらえられているか

　　最初は理解できていなかったが，会話途中から気づき，対応した。

4 その時の自分の感情や反応を意識できたか

　　意識できたと思う。

5 適切な言動で相手に向き合えたか

　　わからない。悩みながら対応していたと思う。

> 前半と後半で，相手への配慮が違い，向き合い方も変わっていませんか？

6 プロセスレコードに表現されていないことで重要と思うことはあるか

　　自分の感情や表情があまり記述されていない。

> 非言語的表現も感じ取りながら対応していくことが大切ですね。

7 対人関係プロセスにおける自分の傾向で明らかになったことは何か

　　相手の都合を聞かず，自分のペースで動いてしまうところがある。

事例 9 かかわりのきっかけがつかめなかった自分を反省したい

患者エピソード

　Iさんは50代前半の女性。東京の大学を卒業し出版社に勤務していたが，統合失調症を発症し，実家に戻った。現在まで25年間入退院を繰り返している。幻聴と妄想が強く，自室ベッドで幻聴と会話していることが多い。

　Iさんは興味のある音楽に関連したレクリエーションには参加することがあるが，それ以外の作業や活動プログラムに積極的に参加することはあまり見られない。看護師に対しても必要なこと以外は話さず，訴えも少ない。

　今回，精神看護学実習で私はIさんを受け持った。実習開始から私があいさつしても会話が進まず，「あっちに行って」と言われた。うまくコミュニケーションをとりたいと思いながらも，どう向き合ったらよいのかわからず，実習4日目を迎え，きっかけをつかめないままで終わったので，プロセスレコードで実際の実習場面を振り返った。

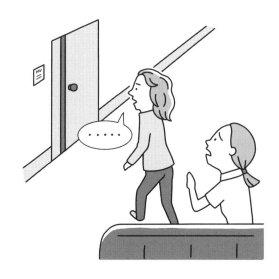

プロセスレコード用紙①

患者プロフィール	Ⅰさん，50代前半，女性。統合失調症で25年間入退院を繰り返し，自閉的で幻聴・妄想が強い。
この場面をとった動機	実習4日目を迎え，うまくコミュニケーションをとりたいと思いながらも，どう向き合ったらよいのかわからず，きっかけをつかめないままで終わったので，プロセスレコードで実習場面を振り返りたいと思った。

患者の言動	私が感じたり考えたりしたこと	私の言動	分析・考察
ホールのいすに座っている。	①昨日も会話が進まなかったけど，今日は何とかきっかけをつくろう。		
		②横に座って「Ⅰさん，おはようございます，よく眠れましたか？」	②ではなるべく会話しやすいように，視線を合わせて自然な会話を試みた。 **自然な入り方でいいですね。**
③「はい」穏やかな表情。	④よかった，今日はいけそうだな。	⑤「気分もよさそうですね」	
⑥「気分？　まあ，フフフ…」顔を伏せて目が合わない。	⑦あれ，こっちを見てくれないな。便秘気味だったっけ。	⑧「便通はどうですか？」	⑧⑩では話題が思いつかず，ずっとバイタルサインを確認する会話になっている。 **そうなってしまいましたね。**
⑨「1回ありました」		⑩「食欲はどうですか？」	
⑪「朝は全部」席を立ってしまう。	⑫どうして？　何か嫌なこと聞いた？	⑬「Ⅰさん，また後でお話ししましょうね」	
⑭こちらを見ないで，独語しながら自室に入る。 **⑨⑭のⅠさんの表情，声のトーンはどうでしたか？**	⑮あーあ，今日もダメか。	⑬では何とか後につなごうと伝えたつもりであった。 **ここはこの発言でいいです。工夫しましたね。**	
		⑯記録に戻る。その後訪室したが，会話は続かず。	

私がこの場面から学んだこと

・幻覚・妄想が長期継続している統合失調症患者にとって，新たな対人関係を築くことが難しいのだとわかった。

・その時に思いつく話題ではなく，Ｉさんの関心ある話題を用意してから少しずつ会話を進めてみたらどうかと思った。

指導者・教員の助言・評価

◆長い間，統合失調症で幻覚・妄想を伴って生活してきたＩさんの世界に，関係性ができていない学生が短時間で入り込む困難さを体験しましたね。

◆なかなか関係を築くことが難しいと思いますが，短時間の会話や作業を繰り返す中で，お互いの関係もスムーズになると思います。

◆来週は好きな音楽の話題や，タイミングを見計らって短時間の接触を試してみてはいかがでしょう。

プロセスレコード記入後の学生自身の自己評価

1 全体としてどのような対人関係のプロセスであったか

　　患者のペースに乗り切れず，会話が進まずかかわりのきっかけができなかったプロセス。

> 患者のペースに乗り切れないのではなく，患者の特性を理解していなかったためではないでしょうか？

2 相手に接近する意図は明確であったか

　　明確であった。今日こそと意気込んでいた。

3 相手の事実や反応はとらえられているか

　　うまくとらえられていなかったと思う。

4 その時の自分の感情や反応を意識できたか

　　意識できていた。

5 適切な言動で相手に向き合えたか

　　適切でなかったと思う。患者の病気の特徴を理解しないまま接近した。

> 記述して気づくことができましたね。とても大事なことです。

6 プロセスレコードに表現されていないことで重要と思うことはあるか

　　患者の表情やしぐさなど非言語的表現が記載されていない。

> 非言語的表現の記述はプロセスレコードを生き生きとさせ，場面の理解をより高めます。

7 対人関係プロセスにおける自分の傾向で明らかになったことは何か

　　うまく会話が進まない患者に向き合うと，おどおどしてしまう傾向がある。

患者の不信感に
どう対応したらよかったのか？

患者エピソード

　Ｊさんは男子高校生で，数カ月前から「考えが抜き取られる」「自分のことをテレビで放送している」などの妄想症状が出現したため，近くのクリニックを受診し，統合失調症と診断され，この精神科病院に入院した。

　普段は穏やかではあるが，あまり人を近づけない。入院後１カ月半を経過し，特に大きな問題もなく生活できていた。

　私は精神看護学実習でＪさんを受け持つことになり，初めて自己紹介をするために訪室したところ，次第に病的症状による不信感を持たれてしまい，どう対応したらよいかわからず，うまくコミュニケーションが取れないまま無言になってしまった。

　思考伝播のある患者にどのような対応をしたらよかったのかを振り返りたいと思い，場面を再構成した。

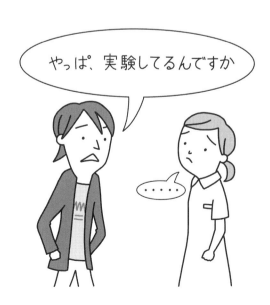

プロセスレコード用紙①

患者プロフィール	Jさん，男性，10代後半の高校生。統合失調症（症状；滅裂思考，思考伝播，罪業妄想）。
この場面をとった動機	実習初日，受け持ち患者のJさんと初めての会話でうまくコミュニケーションが取れず，患者に警戒心を持たれてしまった。病識のない人にどうかかわるか対応に困り，その場面の振り返りをしたかったため再構成した。

患者の言動	私が感じたり考えたりしたこと	私の言動	分析・考察
	①まず導入から関係がうまく持てるようにしなくちゃ。	②「Jさんを担当させていただき，病気のことやコミュニケーションを学ばせていただきたいと思ってます」	自分の発言で問題だと思うところはないですか？
③「はい…」うなずきながら考えている様子。	④少し緊張しているのかな？	⑤笑顔で「よろしくお願いしますね」	③の反応を受け，⑤で笑顔で視線を合わせたことで⑥の結果となり，安心している。
⑥「あ，よろしくお願いします」笑ってお辞儀をする。	⑦あ，笑ってくれた…。		
⑧急に「学ぶって試されているんですか？」	⑨？　何を？　試す？		
		⑩「試されているって？」	⑧⑪の患者の真意が分からず⑨⑩⑫と戸惑いながら対応している。
⑪「やっぱ，実験してるんですか？」視線が合う。	⑫実験？　私との会話が実験ということ？		
	患者の言葉に反応せず，落ち着いて自分の言葉で対応できましたね。	⑬「そうですね，実験ではなくてお話です。Jさんも家族と話しますよね（ゆっくりと諭すように）それと同じように考えてください」	⑬の説明で⑭の反応となり，疑いが解決できたととらえ安心したため，そのまま会話を進めてしまった。
この笑いの意味をどうとらえますか？			
⑭「……（間をおいて）ああ，そうですか」大きめの笑いをする。	⑮あー，やっと緊張が解けたのかなあ。	⑯ほっとして笑顔で「そうですよ」会話を続ける。	
⑰「やっぱ，僕の考えが伝わってるんですかね？」	⑱え，これは思考伝播かな？　否定したらいいの，傾聴すべきなの？	⑲戸惑いながら「Jさんの考えが私に伝わっていることはないと思いますけど…」	⑰を受け，⑱⑲でどう対応したらよいかわからず会話を進めており，㉒の無言になってしまった。もっとはっきりと「伝わっていませんよ」と言うべきだったのか？
⑳「……そうですか？」	㉑やっぱり私のことを警戒してるのかなあ。	㉒「……」	
この時の患者の表情は？			初対面の場面で相手が納得できるか…ですね。

私がこの場面から学んだこと

・統合失調症の患者の症状が一見わかりにくく，患者の心のうちに寄り添ってかかわることの難しさを感じた。

・病識のない統合失調症の患者の症状にどう向き合うのかを学びたいと思った。

・この場面から，症状に対する自分の考えを相手に伝えることも時には大切であると思った。

指導者・教員の助言・評価

◆統合失調症で思考伝播と罪業妄想のある患者に向き合う時の，しかも初対面で，両者の関係がまだ確立していない時の言葉かけは，慎重にしなければならないことをこの場面から学習できたと思います。

◆患者は不安感と猜疑心の中で学生に向き合うのですから，丁寧にその後もかかわりをすることで，関係性が構築できたと思います。実際，次の週には会話がスムーズでしたね。

プロセスレコード記入後の学生自身の自己評価

1 全体としてどのような対人関係のプロセスであったか

　　思いもかけない反応にきちんと対応できなかったプロセス。

> 「自分の言葉が患者に不信感を与えてしまい，思いがけない反応で対応に苦慮したプ
> ロセス」と言えるのではないでしょうか？

2 相手に接近する意図は明確であったか

　　明確であった。初対面のあいさつから会話の導入を試みた。

3 相手の事実や反応はとらえられているか

　　うまくとらえられていなかったと思う。

> なぜ相手の感情などを意識できなかったのかを振り返ってみましょう。

4 その時の自分の感情や反応を意識できたか

　　途中から予想外の展開になったので，意識もあいまいだった。

5 適切な言動で相手に向き合えたか

　　わからない。きっと不適切だったと思う。

> その時の患者の表情やしぐさ，間合いなどの記述は大切ですね。

6 プロセスレコードに表現されていないことで重要と思うことはあるか

　　患者と自分の感情など十分観察していないと思うので表現できていない。

7 対人関係プロセスにおける自分の傾向で明らかになったことは何か

　　思うように展開しないと，とっさに対応できなくなる傾向がある。

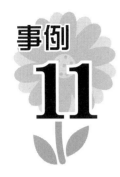

事例 11

患者の病的体験にどう
かかわったらよかったのか?

（精神科病棟　看護師の事例）

事例エピソード

　Kさんは60代前半の女性で，長年，統合失調症で入退院を繰り返してきた。症状は幻覚や妄想に支配されている時間が多く，特に被害妄想に振り回された日常生活を送ってきた。

　Kさんの両親は他界し，近県に住んでいる姉も高齢のためKさんの面倒を見切れず，今回の入院となった。KさんのADLは自立しており，身辺整理もまめにできている。なかなか退院できる場所もなく，入院5年目となっている。

　最近ほぼ毎日，「床や天井から男が侵入し，悪さをしていく」という訴えが続いており，病棟の看護スタッフたちは「また始まった」という受け止め方をしていた。

　私もそのような考えが根底にあり，特に忙しい朝一番の時間帯は，Kさんの訴えを避けている傾向があった。しかし，精神科看護師として，このような態度は，病的体験をしている患者に向き合う姿勢ではないと気づき，最近のKさんとの場面を振り返ってプロセスレコードに記述した。

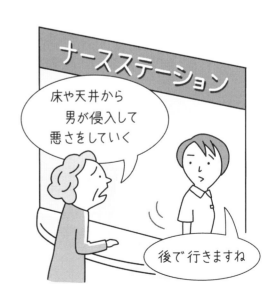

プロセスレコード用紙①

患者プロフィール	Kさん，60代，女性。統合失調症（症状：幻覚，妄想）。ADL自立。入院5年目。
この場面をとった動機	Kさんが幻覚・妄想を訴えた時，「またか」という思いがあって，真剣に向き合おうとしていない自分に気づいたため，場面を再構成し振り返ってみたいと思った。

患者の言動	私が感じたり考えたりしたこと	私の言動	分析・考察
①表情硬く，ナースステーション窓口に来る。「天井から男が入ってきて首を絞められたわ。何とかして！」	②あーあ，また始まった。朝の引き継ぎ直後で忙しいのに…。	③「そうだったんですね。今何ともないからよかったですね」	②〜⑨まで「面倒だな」という思いでかかわっているため，断る方法ばかり考えている。
④「早く部屋を見に来て！」	⑤今行けないし…。	⑥「大丈夫，ほら首に傷もないし」	
⑦「そんなこと言わないで。怖かったわ」すがるように。	⑧妄想がいつもあってつらいだろうな。	⑨「ごめん，今大事な仕事しなくちゃいけないから後で行きます」	⑨で行けない理由を伝え「後で行く」という言い方は本当に適切だったのだろうか？
⑩「今来てほしいの，男がいなくなるから」	⑪妄想に付き合わないで話題を変えよう。	⑫「あ，Kさん，かわいい服着ていますね」	
⑬うれしそうに「これ？姉がくれたの」	⑭うまく行った。	⑮「今，テレビで体操しているから一緒にしたら？」	⑫⑮は妄想から切り離そうとその場を乗り切ろうとしている。
⑯「私，怖くて部屋に帰れない…。何とかして」	⑰え，どうしよう，また元に戻ってしまった。	⑱「待っててね，今仕事を片付けてから見に行きますね」	患者の必死さをもっと理解するべきだったと思う。
⑲「……」テレビの方に向かう。			

私がこの場面から学んだこと

・被害的な妄想は，患者が不安な状態であることを示していると考えられ，恐怖で不安な患者の状況を汲み取った対応をし，安心感を与えることが大切であると学んだ。

・慢性的な妄想の訴えに対し，「うっとおしい」と感じ，ぞんざいな対応をしている日ごろの看護を振り返る良い機会となった。

・気持ちに余裕を持って，患者に向き合うことの重要さを学んだ。

<u>課題</u>

1 この時の患者の看護師に対する感情はどうだったのか考えてみましょう。

2 このプロセスレコードの看護師の対応から，幻覚・妄想症状を訴える患者に対し，どのようにかかわればよいか，ディスカッションしてみましょう。

事例 12 終末期患者の最期を安寧に看取ることができなかったことを悔いる （混合内科病棟 看護師の事例）

事例エピソード

　私は卒後5年目の看護師で，混合内科病棟に勤務し，連日さまざまな重症患者のケアを担当して3年目になる。この日は深夜勤務で，自分が受け持っているLさんを含め，重症患者のケアを覚悟しながら出勤した。

　Lさんは60代の男性で，急性骨髄性白血病で化学療法を施行したが効果なく，骨髄抑制期に感染し，肺炎・敗血症性ショックで全身状態が悪化（急性腎不全・多臓器不全）しており，重症モニター装着中で，酸素リザーバーマスクを装着し呼吸状態調整中の終末期の患者である。

　Lさんは妻と離婚しており，弟夫婦が面倒を見ている。面会は週2回程度で，他の面会者はない。

　口渇が強く，飲水の希望が頻回であるが，嚥下がうまくできずむせるため吸引し，呼吸回復も確認しながら飲水介助などをすると，1回の訪室で10分程度かかる。

　私は深夜勤で，申し送り中も準夜ナースが「行きます」と返事しているが，Lさんはナースコールを押し続けていた。

　予断を許さない終末期の受け持ち患者であったが，急変して死亡という結果を迎えたことで，十分な対応をしなかった後悔に苛まれている。この時の状況を振り返り，どうかかわるべきだったかを考えたかったため，場面を再構成した。

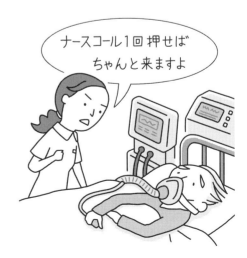

ナースコール1回押せばちゃんと来ますよ

プロセスレコード用紙①

患者プロフィール	Lさん，60代前半，男性。急性骨髄性白血病。化学療法を施行するが効果なく，骨髄抑制期に感染で肺炎・敗血症性ショックあり全身状態悪化（急性腎不全・多臓器不全），重症モニター装着中で，酸素リザーバーマスク装着にて呼吸状態調整中。
この場面をとった動機	予断を許さない終末期の受け持ち患者であったが，急変して死亡という結果を迎えたことで，十分な対処をしなかった後悔に苛まれ，この時の状況を振り返り，どうかかわるべきだったかを考えたかった。

患者の言動	私が感じたり考えたりしたこと	私の言動	分析・考察
①日勤中は身体的苦痛があり，ナースコールも押せない程の状態であったが，準夜中はナースコールをセットすれば押せており，飲水や不安の訴えがあり，申し送り中も押し続けている。	②申し送りもゆっくりできないくらい忙しそう。「行きます」って言っているのに何度も…。重症モニターの変動はないし，緊急性はないだろう。1回入るとなかなか戻って来られないし，きりのいいところまで申し送りしてから行こう。	③1時。準夜勤ナースと一緒に訪室し，準夜勤ナースのフォローのつもりで「はーい。ナースコール1回押せばちゃんと来ますよ」とやや大きめの声で声をかけながら訪室。	自分たちの業務の忙しさにばかり気を取られ，患者の訴え（希望）を最優先した態度がとれていない。 ③の態度から，家族の付き添いもなく，身体症状の苦痛が強く，不安がいっぱいで早く来てほしかっただろうが，そのことに気づけていない。
④目を閉じたまま「あー言えばこう言う…」	⑤口渇が強く，早く来てほしかっただろうに強く言い過ぎた…。	⑥患者のそばに行き，目線を合わせて「すみません，遅くなって…。お水ですか？」	
⑦目を閉じたままうなずく。	⑧対応に気分を害しただろう…。目も合わせてくれない…。	⑨「はい，ちゃんとゴックンとしっかり飲み込んでくださいね」水飲みで数mLずつ介助するが，むせており，吸引しながら介助。	現状の患者状態からアセスメントすると飲水は積極的に勧められないが，受け持ちということもあり，終末期の本人の希望を最優先したい思いと，他の患者も看ているためLさんの部屋にばかりいられない焦りと仕事の忙しさもあり，対応がやや指示的になってしまっている。
⑩「もう少し」とジェスチャー続く（ぼそぼそと話す）。	⑪本人が希望するままに飲水介助するのも肺炎悪化のリスクが大きいしなあ…。	⑫「あんまり飲むとむせて肺炎が悪化するので少しずつ飲みましょう。ちゃんとしっかり飲み込んでくださいね」大きめの声で説明しながら対応。 その間も点滴の準備や他の患者のコール対応，巡視など時間に追われており，ゆっくり対応できない。	

⑬その後も15〜30分ごとのナースコールが続き，その都度飲水を希望する。飲水介助時ナースとは反対の方に顔を向けている。飲水以外の訴えもあるが，マスクをしており口渇が強くてうまく喋れず聞き取りづらい。	⑭まだ目を合わせてくれない。訴えが聞き取れない。何度も聞くのは怒らせるし，苦しいだろうし…。	⑮「すみません…，何ですか？ 水？ 胸？ …もう一度お願いできますか」	
⑯7時。希望にて飲水介助後10分ほどして「胸が…苦しい…」というようなジェスチャーがあり，苦痛表情が強い。マスクをきちんと装着しても呼吸数回復せず，徐々に意識レベル低下。	⑰主治医・家族に早く連絡とれるようにしなければ。ちょっとだけ不安だろうけど…。すぐに戻らなければ！	他の患者の急変もあり，他のナースに応援要請できない（緊急コールを押せない）…。	
⑲数分で主治医が来棟し，緊急処置するが諸機能低下。		⑱「すぐに先生を呼んできますね」部屋を出てドクターコールし家族に連絡し，また部屋に戻り，そばに付き添う。	患者に気を配ろうとはしていたが，急変で必死に対応することに追われてしまっている。不本意な対応となった。
11時，家族に見守られ永眠。			

私がこの場面から学んだこと

・終末期の患者であったが，家族のサポートも十分得られず，看護師も業務に追われているなか，最期の時を安寧に過ごしてもらうことができなかったし，本人に納得してもらえるような十分な対応ができなかったことを悔いる。患者に寄り添った看護を現場で実行することの難しさを感じた。

・プロセスレコードから，患者の非言語的表現の裏にある患者の思いを汲み取る余裕があれば，もう少し患者のニーズに沿ったケアができたと反省する。

<u>課題</u>

1 この場面を想定し，自分がこの看護師の立場だったらどうしたでしょうか？
職場などでディスカッションしてみましょう。

2 終末期の患者を看取る上で，どのような配慮や工夫が必要でしょうか？
職場などでディスカッションしてみましょう。

3 教員の立場に立って，このプロセスレコードへのコメント，評価をしてみましょう。

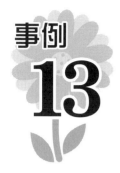

事例 13 教員として学生に対する対応はこれでよかったのか？

（看護大学 教員の事例）

事例エピソード

　私（32歳，女性）は看護大学の教員歴4年の助教で小児看護学実習を担当している。

　Mさん（22歳，女性）は1浪して看護学科に入学してきた3年生の学生で，精神的に不安定なところがあると前の実習担当者から情報があった。

　小児看護学実習の3日目に，ネフローゼ症候群で入院治療している受け持ち患児（男子，4歳）とプレイルームで遊んでいるMさんの状況を見て私は注意をした。その後，Mさんは実習中も自信のない態度で，学生カンファレンスの時も積極的な発言が見られず，最終日の実習達成度評価については低い自己評価をしていた。

　この注意した場面が気になり，教員としてMさんに対する私の対応はこれでよかったのかを振り返りたく，プロセスレコードによる場面の再構成を試みた。

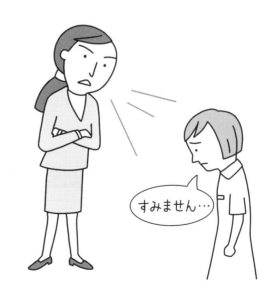

すみません…

プロセスレコード用紙①

学生プロフィール	Mさん，22歳，女性。看護学生3年（1浪している）。
この場面をとった動機	Mさんは精神的に不安定なところがあると前の実習担当者から情報があった。ネフローゼ症候群で入院治療している受け持ち患児とプレイルームで遊んでいるMさんに注意した後，Mさんは実習中も自信のない態度で，積極的な発言が見られず，最終日の実習達成度評価については低い自己評価をしていた。この注意した場面が気になり，教員としてMさんに対する私の対応はこれでよかったのかを振り返りたく，プロセスレコードによる場面の再構成を試みた。

学生の言動	私が感じたり考えたりしたこと	私の言動	分析・考察
		①受け持ち患児とプレイルームで遊んでいるMさんを見つけ，しばらく室外から様子を見る。	
	②ちょっと…，あの子（患児）がネフローゼ症候群ということをわかって一緒に遊んでいるのかなあ？		②の段階でMさんのかかわりに対する疑問が生じている。
③患児が大はしゃぎで室内を動き回っている。Mさんはにこにこと様子を見守っている。次第に大声を出して患児が遊びに夢中になる。			
	④わっ，これはだめだ！何やってるの，注意しなくちゃ。	⑤入り口からのぞきながら早口で「Mさん，ちょっとナースステーションに来てください」	④でMさんが全く患児の疾患に注意を払っていないと考え，その後の言動につながっている。
⑥きょとんとした表情で「はい」	⑦全くもう，事前学習してこなかったのかしら？		
	⑧遅いなー，何してるんだろう。		⑧でMさんがすぐに来なかったことも，Mさんに対する感情面のいらだちにつながり，Mさんに対する評価を下げている。
⑨10分後ようやくMさんがナースステーションに戻ってきた。他の学生やナースもいた。			
⑪「すみません。○○ちゃんがなかなか遊びを止めなくて…」特に悪びれた様子もない。	⑫疾患の理解ができていないわ。	⑩やや冷ややかな態度で顔を見て「どうしたの？何ですぐに来なかったのかな？」	
⑭驚いた表情で「はい…」		⑬語気強く「あなたの受け持ち患児はどんな病気かわかってるよね？」	
⑯「それはわかってますが，4歳の遊びたい盛りの子だし，とてもうれしそうだったんで…。今朝の検尿結果も確認し，特に問題ないと思ったし…」	⑰何考えてるの，Mさんは！	⑮やや感情的に「じゃあ，あんなに大騒ぎして遊ばせることがどういうことかわからないの？」	

		⑱「（あきれたような口調で）あんなにはしゃいで動き回ると発熱や感染の危険，そして症状悪化につながることを事前学習してきていないの？」	⑯⑲のMさんの思いを受け止めた上で，実習上の必要な情報とアセスメントを指導した方がよかったと思う。
⑲「一応データは見てかかわったんですが…。私はせめて入院中でも子どもらしさを表現させてあげたかったんです」	⑳やっぱり疾患の理解ができていない！		
		㉑毅然とした態度で「何がこの子にとって大切か，優先度があるでしょ！何のために入院しているのですか？　よく考えてみなさい」	
㉒ぽそぽそとした声で「すみません…」と答え，うつむいたままカルテ棚に向かう。	㉓わかってくれたかなあ？		⑳㉓Mさんのつらい思いを理解できていない。
㉔翌日からMさんの記録物の提出が遅れがちとなる。			

私がこの場面から学んだこと

・教育者として，どうしても指導する立場から学生に向き合い，毅然とした態度と叱責をすることが多く，この場面を振り返り，学生の純粋な思いを受け止めることの必要性を感じた。

・場の状況を判断し，相手の思いを感じ取る余裕が欲しいと思った。

<u>課題</u>

1 この場面の再構成から，教員として，実習指導時に心がけておくことはどんなことでしょうか？

2 Mさんの態度について，どう感じたかディスカッションしてみましょう。

著者紹介

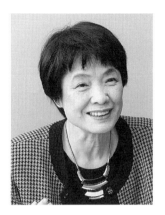

長谷川雅美

学校法人浦山学園 富山福祉短期大学 学長

三重大学医学部看護学科精神看護学教授，金沢大学大学院医学系研究科精神看護学教授，金沢医科大学看護学部看護学部長／精神看護学分野教授，新潟県立看護大学副学長を経て2023年4月より現職。看護学教育におけるプロセスレコード開発の第一人者。

主な著書：『自己理解・対象理解を深めるプロセスレコード』（日総研出版）ほか多数。

自己理解・対象理解を深めるプロセスレコード　第3版

2001年11月 9 日 発行	第 1 版第 1 刷	2020年 9 月14日 発行	第 3 版第 1 刷
2016年 2 月21日 発行	第15刷	2024年 1 月10日 発行	第 4 刷
2017年 4 月10日 発行	第 2 版第 1 刷		
2019年 4 月 8 日 発行	第 4 刷		

著者：長谷川雅美（はせがわまさみ）©

企　画：日総研グループ
代　表：岸田良平
発行所：日総研出版

本部　〒451-0051 名古屋市西区則武新町 3 － 7 － 15（日総研ビル）　☎ (052)569-5628　　FAX (052)561-1218

日総研お客様センター　電話 0120-057671 FAX 0120-052690　名古屋市中村区則武本通 1 － 38
日総研グループ縁ビル 〒453-0017

札幌	☎ (011)272-1821　　FAX (011)272-1822 〒060-0001 札幌市中央区北 1 条西 3 － 2（井門札幌ビル）	
仙台	☎ (022)261-7660　　FAX (022)261-7661 〒984-0816 仙台市若林区河原町 1 － 5 － 15－1502	
東京	☎ (03)5281-3721　　FAX (03)5281-3675 〒101-0062 東京都千代田区神田駿河台 2 － 1 － 47（廣瀬お茶の水ビル）	
名古屋	☎ (052)569-5628　　FAX (052)561-1218 〒451-0051 名古屋市西区則武新町 3 － 7 － 15（日総研ビル）	
大阪	☎ (06)6262-3215　　FAX (06)6262-3218 〒541-8580 大阪市中央区安土町 3 － 3 － 9（田村駒ビル）	
広島	☎ (082)227-5668　　FAX (082)227-1691 〒730-0013 広島市中区八丁堀 1 － 23－215	
福岡	☎ (092)414-9311　　FAX (092)414-9313 〒812-0011 福岡市博多区博多駅前 2 － 20－15（第 7 岡部ビル）	
編集	☎ (052)569-5665　　FAX (052)569-5686 〒451-0051 名古屋市西区則武新町 3 － 7 － 15（日総研ビル）	

研修会・出版の最新情報は

www.nissoken.com

日総研　検索